UNE CURE

AU

MONT-DORE

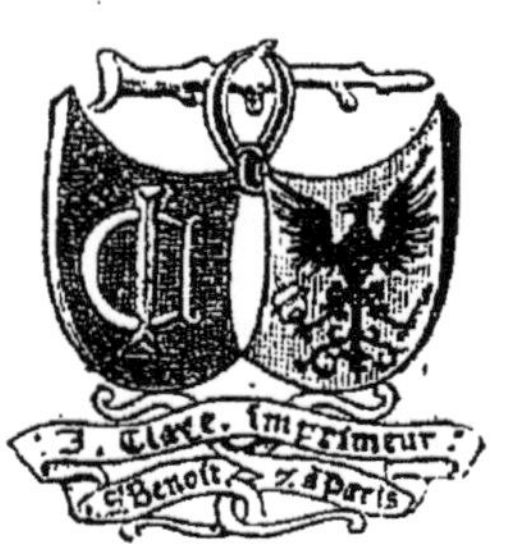

UNE CURE

AU

MONT-DORE

LA BO BOULE, SAINT-NECTAIRE
ET ROYAT

PAR

LOUIS LAUSSEDAT

PARIS

J. HETZEL, LIBRAIRE-ÉDITEUR

18, RUE JACOB, 18

—

1868

PRÉFACE.

La plupart des stations thermales ont été décrites, soit dans des traités spéciaux par les médecins qui exercent près d'elles, soit dans les divers *Guides* destinés aux touristes.

Le Mont-Dore a été l'objet de plusieurs écrits dans l'un & dans l'autre genre. Je n'ai pas la prétention de juger du mérite de ces publications dont plusieurs sont fort intéressantes, mais j'ai pensé qu'un séjour prolongé au Mont-Dore, en la double qualité de médecin & de malade, me permettrait de livrer au public quelques observations faites sur place, concernant les Eaux en elles-mêmes, leurs propriétés, leur mode d'action & leur administration.

Ces observations pourront offrir des indications utiles aux médecins qui auraient à diriger des malades vers la station du Mont-Dore; elles seront en même temps, pour ces derniers, un commencement d'initiation à leur futur traitement.

J'ai joint une description du pays (lieux & gens), des mœurs qu'on y pratique, de la façon dont le temps peut être agréablement & utilement employé, à l'adresse plus spéciale des personnes allant au Mont-Dore faire leur cure ou de simples excursions. Il est impossible d'avoir une idée juste du charme de cette contrée avant de l'avoir visitée.

J'ai terminé par quelques considérations sur trois stations voisines très-intéressantes : *la Bourboule, Saint-Nectaire & Royat.* Réunies aux sources du Mont-Dore, elles forment un groupe où l'on trouve les caractères variés que présente l'ensemble des diverses Eaux bicarbonatées répandues en France & en Allemagne. Berzelius a signalé, depuis longtemps, les ressemblances de l'Auvergne & de la

Bohême, au point de vue topographique & hydrographique.

Ces notices pourront servir de *guide* offrant les indications essentielles à ceux qui, à des titres divers, voudront visiter ces stations thermales.

Je n'ai point cru devoir établir une série de chapitres méthodiquement ordonnés; mes appréciations à divers points de vue se trouvent disséminées dans le cours de mon opuscule.

Cette forme a certains inconvénients que je ne me dissimule pas, mais elle a aussi l'avantage de ne pas retenir trop longtemps, vers le même ordre d'idées, l'attention du lecteur.

Pour parler avec impartialité d'une station thermale quelconque, il est bon d'être dans des conditions dégagées de tout intérêt particulier; les médecins exerçant près d'elle sont, sans aucun doute, fort compétents pour constater & apprécier la valeur des Eaux qu'ils administrent chaque jour; mais le public ne peut se défendre d'une certaine défiance à leur égard, il redoute l'exagération dans l'exposé des vertus, tant spéciales que générales, attribuées par eux aux thermes près desquels ils appellent la clientèle.

Tout à fait désintéressé dans la question, ayant visité & étudié avec soin, depuis de longues années, un grand nombre de stations thermales, en France, en Belgique, en Allemagne & en Suisse, j'ai pu observer comparativement leur valeur respective & leurs propriétés spéciales : ce que je dis du *Mont-Dore* je le fais en toute sincérité & je crois pouvoir ajouter en connaissance de cause.

La thérapeutique par les Eaux minérales est d'une grande puissance ; elle est la ressource par excellence contre les affections rebelles & invétérées ; son domaine s'accroît sans cesse, grâce aux progrès de la science hydrologique.

L'administration des Eaux minérales n'a été pendant longtemps qu'une sorte d'empirisme; aujourd'hui l'hydrologie médicale a pour la guider la chimie analytique, la géologie, la balnéothérapie, la géographie médicale, la climatologie; elle tend donc de plus en plus à faire revêtir à la médecine hydro-thermale un caractère rationnel.

Malheureusement l'enseignement officiel de cette importante branche de la science laisse beaucoup à désirer : cette étude exige, en dehors des écoles, de longs travaux auxquels il est difficile à la généralité des médecins de se livrer, car, pour tout dire, elle ne peut être convenablement faite qu'en présence même des lieux où viennent émerger les sources.

La classification des Eaux minérales en différents ordres, suivant leur composition chimique, aide beaucoup, sans doute, à les faire distinguer, mais ce n'est qu'une première indication; il faut en outre connaître les propriétés particulières à chacune de celles qui appartiennent à une classe déterminée ; il est donc bien que chacun livre à la publicité ce que ses études ou les circonstances lui auront permis d'observer & d'apprendre. Les médecins qui ne peuvent voyager seront ainsi mieux renseignés sur la station à laquelle ils devront adresser leurs malades.

Quant à la pratique de la médecine hydro-minérale, elle exige des connaissances aussi solides que variées. Ayant généralement à traiter des affections chroniques, souvent constitutionnelles, le médecin des Eaux doit non-seulement être un pathologiste consommé, mais plus que tout autre il a besoin d'un jugement & d'une pénétration qui lui fassent apprécier toutes les nuances des idiosyncrasies physiques & morales. Les honorables & éminents confrères qui exercent au Mont-Dore offrent, à cet égard, les meilleures garanties.

Dʳ LOUIS LAUSSEDAT.

Bruxelles, juin 1868.

UNE CURE

AU

MONT-DORE

~~~~~~~~~

Le mot *cure*, consacré en Allemagne, a été adopté en France, où on l'a substitué à celui de *saison* longtemps employé pour désigner un traitement aux stations hydro-thermales.

Il n'est pas permis d'ignorer les précieuses ressources offertes à la médecine par les eaux minérales : les anciens en faisaient un grand usage, témoin la découverte des vastes établissements fondés par eux dans les lieux où se trouvent les sources thermales.

Il faut attribuer aux changements opérés dans les doctrines médicales, aussi bien que dans les mœurs, la sorte d'abandon où
~~~~~~~~~

un si grand nombre de Thermes avaient été laissés. Par un heureux retour, c'est là qu'on combat aujourd'hui la plupart des affections rebelles aux procédés ordinaires de la médecine. — Ce retour est dû, en grande partie, aux études mieux faites sur la composition, sur les propriétés des eaux minérales & aussi aux perfectionnements apportés dans la Balnéothérapie, particulièrement depuis quelques années.

Les eaux minérales constituent en réalité une thérapeutique puissante contre certaines maladies, les unes locales, les autres constitutionnelles ; il est bien entendu que moins la maladie est avancée, plus leur efficacité sera marquée ; leur administration sagement dirigée est en outre le meilleur moyen de ramener & de maintenir l'harmonie dans toutes les fonctions de l'économie, de combattre ces troubles, cet état de fatigue résultant de diverses pratiques de la vie & conduisant, si l'on n'y prend garde, à l'épuisement complet.

Rien d'étonnant alors que le nombre des personnes allant aux Eaux s'accroisse chaque année; l'important est que chacun soit dirigé vers la station thermale qui convient spécialement à sa santé. Heureux ceux qui sont conduits de la sorte dans la magnifique contrée qui a nom le *Mont-Dore;* là, en effet, avec le bénéfice de la cure, on trouve toutes les satisfactions que peut désirer le touriste, l'artiste, le savant, l'amant d'une nature aussi pleine de charmes & d'enseignements, par le passé dont elle a conservé les empreintes profondes, que par la vie & le mouvement qu'elle présente sous les aspects les plus variés.

De quelque contrée que l'on vienne, les chemins de fer conduisent jusqu'à Clermont-Ferrand; la distance à parcourir en calèche ou en diligence, de cette ville au Mont-Dore, est de dix ou douze lieues, suivant que l'on prend la route de Randanne ou celle de Rochefort : toutes les deux sont très-pittoresques & initient par degrés aux sites de l'Auvergne.

On contourne d'abord le *Puy de Dôme* & les puys de la *Vache,* & dès les premiers pas on rencontre toutes les formes d'accidents de terrain ; puis, à travers les sinuosités incessantes de la route, ce ne sont que cours d'eau, cascades, ruines de vieux châteaux, villages aux populations condensées, fermes ou hameaux isolés, troupeaux de vaches, de moutons, paissant sur les collines ; peu à peu se dessinent les silhouettes des montagnes éloignées; bientôt on voit briller la neige restée attachée aux flancs de certains pics. Plus on avance, plus on se sent dans un pays qui a son cachet à lui & qui provoque une admiration croissante.

Pendant ce trajet on a fait, presque sans s'en douter, une ascension de 600 mètres & on arrive dans la vallée où est situé le village de Mont-Dore, accessible par un seul côté, entouré qu'il est des trois autres par les montagnes de l'*Angle,* du *Sancy* & du *Capucin.*

L'arrivée d'une voiture au Mont-Dore, diligence, chaise de poste, n'importe de quel genre, cause toujours une sensation générale: il se forme des groupes, chacun cherche à voir, à étudier la physionomie des arrivants ; ceux-ci ont toutes les peines à se dégager des étreintes des garçons & des filles d'hôtel qui se disputent les voyageurs ; c'est une véritable mise à prix de la tête de chacun d'eux au profit de celui qui, triomphant dans la lutte, l'entraîne dans l'hôtel auquel il est attaché ; que serait-ce sans l'intervention de la force armée, représentée par les deux gendarmes du lieu, sous le commandement du commissaire de police, qui assistent constamment à la descente des voyageurs ? Il est à présumer que ces messieurs profitent de la circonstance pour dévisager, à leur point de vue propre, les nouveaux arrivants.

A part ce petit désagrément qui n'est, après tout, que le fait d'un excès d'empressement & d'un désir extrême de souhaiter la bienvenue, d'offrir ses bons offices à des hôtes nouveaux, l'accueil le meilleur est toujours assuré dans l'hôtel où l'on descend, de la part du personnel dirigeant ou servant la maison.

Les mœurs traditionnelles des villes d'eau se retrouvent à peu près les mêmes partout, elles sont plus particulièrement accentuées peut-être au Mont-Dore, au point de vue de la sociabilité. Afin d'être narrateur fidèle, nous parlerons surtout de ce que nous avons vu dans l'hôtel Boyer-

Bertrand, l'un des plus confortables & des plus convenables à tous les titres.

A peine installé dans son appartement, le nouvel arrivé s'empresse d'aller voir le docteur, celui-ci donne les premières recommandations & se réserve d'examiner plus attentivement son client ultérieurement. Muni d'une prescription écrite, on va se faire inscrire à l'Établissement où l'on reçoit l'indication de l'heure des bains, &c.

Il ne reste plus alors qu'une épreuve à subir, mais elle décidera de l'existence morale du buveur d'eau pendant tout son séjour ; cette épreuve, c'est l'entrée à la table d'hôte. — Là on n'aura plus affaire à cette simple curiosité qui assistait à la descente de voiture, il s'agit d'un contrôle sévère, scrupuleux, prolongé, pratiqué sous toutes les formes ; il faut, bon gré mal gré, pendant une heure d'exposition à tous les regards du public de la table, s'attendre à être scruté dans sa toilette, dans son maintien, dans les moindres paroles échangées, &c.

Si l'épreuve est favorable, & elle l'est généralement, un murmure d'approbation, un signe de bonne impression se transmet d'un bout de la table à l'autre, & des visages prévenants se présentent partout à vous. Dans le cas contraire, une ligue tacite se forme aussitôt contre la personne déplaisante, homme ou femme, qui n'a pas eu le don de conquérir la sympathie générale ; alors commence une série de commentaires, d'interprétations, le tout sous le couvert de mots de convention, parfois sous la forme de ces ingénieuses saillies qui agacent, même quand elles ne blessent pas. Cela se pratique d'abord presque à l'insu de la victime; elle ne tardera pas cependant à chercher la cause de l'isolement fait autour d'elle, lorsqu'elle considérera l'harmonie & l'entrain qui règnent parmi tous les autres commensaux.

On conçoit facilement qu'il existe dans ces réunions des types de sortes très-diverses; leur étude est souvent amusante & quelquefois instructive.

Somme toute, lorsqu'on a un bon caractère & qu'on sait comment on doit vivre & parler dans un milieu où l'on rencontre nécessairement des esprits qu'il est toujours convenable de ménager dans leurs opinions ou leurs susceptibilités, les relations

de l'hôtel sont des plus faciles, elles deviennent, en général même, très-agréables.

Avant de pénétrer plus avant dans ce
sujet, il est bon de parler de la cure en
elle-même.

Il existe, par le monde & jusque chez
certains médecins, tantôt des préjugés in-
vincibles contre les Eaux, tantôt un en-
gouement qui n'est pas plus raisonnable ;
il serait bien de combattre les uns & les
autres; mais comme il est impossible de
discuter la question dans tous ses détails,
il nous suffira de dire que proscrire systé-
matiquement les eaux minérales, c'est faire
preuve d'une ignorance fâcheuse & des éléments thérapeutiques qu'elles possèdent,
& des faits que la science a si manifeste-
ment constatés & constate chaque jour. —
Nous nous empresserons de déclarer en
même temps que, comme il n'y a & ne
peut y avoir de *panacée*, c'est-à-dire de
moyen *uniforme* de traiter toutes les maladies, c'est rendre un mauvais service aux
eaux minérales que d'exalter à outrance
leurs propriétés curatives ; & ici on serait
presque autorisé à déverser une sorte de
blâme sur plusieurs des médecins attachés

aux diverses stations thermales, lesquels, par un amour excessif de leurs Naïades, sont trop enclins à leur accorder les vertus universelles, s'exposant ainsi à compromettre leur responsabilité de savants & à préjudicier à certains malades ; il est, en effet, plusieurs de ceux-ci qui, charmés & séduits par les notices qu'ils ont lues sans discernement, accourent pleins de confiance, n'ayant pas préalablement pris le conseil & reçu l'approbation de leur médecin traitant, & s'exposent souvent ainsi à de cruelles déceptions.

On ne saurait trop rappeler que le médecin traitant est seul apte à dire à son client si une cure thermale lui est utile &, dans ce cas, à quelle station il lui convient de se rendre ; ce médecin devra délivrer à son malade une consultation motivée, & cette consultation sera remise entre les mains du médecin appelé à diriger la cure sur place. C'est assez dire que jamais un malade ne peut sagement songer à faire une cure de son propre mouvement, à son gré, & sans être guidé & surveillé par le médecin des Eaux. — Nous insistons particulièrement sur ce point, parce que, depuis surtout un arrêté ministériel rendu en France, chaque individu ayant maintenant la faculté de se faire administrer, sans prescription aucune de médecin, les eaux sous la forme & à la dose qui lui conviennent, il n'est pas d'année que, dans chacune des stations thermales, il n'arrive, par ce fait, des accidents graves & souvent mortels.

Sans mentionner une à une les affections qui sont traitées au Mont-Dore, notre but n'étant point de faire ici une étude médicale spéciale, nous rappellerons que ces eaux conviennent essentiellement aux maladies des voies respiratoires, spécialement celles qui sont devenues chroniques. Aussi le plus grand nombre des personnes qui y ont recours présente-t-il, à des degrés divers, le tableau à peu près complet des troubles ou des lésions propres à ces organes ; un médecin trouve là une clinique des plus intéressantes, depuis le coryza, les pharyngites, les laryngites, les bronchites, jusqu'à l'asthme & la phthisie pulmonaire, Il faut distinguer tout d'abord entre les affections prenant leur source dans la constitution même des sujets & celles qui sont contractées. Inutile de dire que ces dernières ont naturellement de meilleures chances de guérison; mais les autres, la tuberculose même, lorsqu'elle n'offre que des manifestations peu avancées, subissent des temps d'arrêt & souvent des modifications très-favorables au retour à la santé ; nous avons vu, pendant notre séjour, des changements, sous ce rapport, tout à fait inespérés & qui avaient été vainement réclamés des agents médicaux ordinaires.

D'autres affections sont avantageusement traitées encore par les Eaux du Mont-Dore; nous signalerons surtout le rhumatisme larvé & les diverses perturbations de la santé qui se rattachent aux diathèses rhumatismale ou herpétique; nous avons vu disparaître comme par enchantement, chez deux jeunes sujets, l'asthme lié à l'ichthyose, en même temps que cette dernière maladie, si rebelle d'ordinaire, s'éteignait elle-même dans ses manifestations cutanées. Ces eaux jouissent, en outre, d'une véritable spécialité contre la névralgie sciatique; leur influence est très-marquée contre divers troubles digestifs, grâce à une action sédative &

régulatrice exercée sur les fonctions de la muqueuse gastro-intestinale. Les affections catarrhales utéro-vaginales sont aussi très-favorablement influencées par l'administration des Eaux du Mont-Dore; le fait a été constaté & signalé depuis de très-longues années, d'abord par de Brieude, puis par Michel-Bertrand.

Nous nous arrêterons là dans l'énumération des maladies combattues par l'administration de ces Eaux, pour ne pas nous exposer aux reproches que nous adressons nous-mêmes à ceux qui voudraient leur attribuer des propriétés trop générales.

L'étude que nous avons faite au Mont-Dore nous a convaincu que ces thermes conviennent plus spécialement aux tempéraments à fibre molle; les constitutions pléthoriques sanguines les contre-indiquent en général. Ces constitutions se trouveront mieux de la Cure à Ems, toujours en ce qui concerne les affections pulmonaires.

On a beaucoup discuté, on discute encore sur le mode d'administration qui doit convenir le mieux à l'efficacité des Eaux du Mont-Dore.

Certains médecins font consister toute

leur influence dans la thermalité, & conseillent presque exclusivement les bains & les douches. Le célèbre docteur Bertrand, à qui les Eaux du Mont-Dore ont dû une bonne part de leur réputation, était de cet avis; aussi administrait-il les bains à haute température, comme base essentielle du traitement.

Plusieurs praticiens considèrent, au contraire, l'eau prise en boisson comme le véritable agent de la cure. Nous pensons que les deux modes d'administration offrent chacun leur action propre & qu'ils doivent être sagement combinés.

Les Thermes du Mont-Dore présentent, par les dons qu'ils ont reçus de la nature, de grandes ressources pour diriger un traitement suivant diverses indications. Les sept sources chaudes dont la température varie de 45° à 38° fournissent un débit de 355,680 litres par 24 heures; en y joignant la source froide de *Sainte-Marguerite,* 15°, qui donne 28,800 litres, on dispose pour chaque jour de 384,480 litres d'eau. Il serait facile, au besoin, de doubler, de tripler même ce rendement par des captages mieux faits & surtout en reprenant d'an-

ciennes sources enfouies sous les maisons
& les hôtels construits depuis 1817. Mais
la quantité d'eau fournie par les sources en
exploitation suffit amplement à alimenter les
55 baignoires qui existent actuellement, les
piscines & les diverses sortes de douches.

La source de la Madeleine sert seule à
la boisson; au robinet elle donne au ther-
momètre de 43° à 44° cent.; sa saveur est
légèrement saline; cette boisson n'a rien
de désagréable, après quelques jours elle
est même avidement recherchée, particulièrement au retour de la promenade, pendant la chaleur.

La dose d'eau à boire varie de quatre à
six verres par jour, rarement plus; elle est
prise à des intervalles indiqués par le médecin.

Les bains à haute température, employés exceptionnellement, sont pris au
pavillon Saint-Jean, 38°. — Les bains dits
tempérés préparés au moyen d'un mélange
d'eau minérale refroidie sont encore à une
température plus élevée qu'ailleurs, 35°
ou 36°.

Les douches d'eau à toutes les tempé-
ratures & sous toutes les formes sont ad-

ministrées soit dans le bain même, soit dans des cabinets spéciaux.

Il existe des douches de vapeur d'eau minérale employées particulièrement contre les affections rhumatismales.

Une des parties essentielles du traitement est l'*inhalation;* elle se pratique dans de grandes salles préalablement chauffées, & où l'on fait arriver l'eau minérale qui a été soumise à l'ébullition dans des chaudières souterraines & qui se dégage, à l'état de vapeur, par des bouches disposées avec soin.

Ces salles d'inhalation sont précédées de vestibules convenablement chauffés & où l'on se dépouille d'une partie de ses vêtements de flanelle, que l'on s'empresse de revêtir à nouveau en sortant de cette étuve minérale. Les bienfaits de l'inhalation sont de plus en plus appréciés au Mont-Dore : ils ont été établis de la manière la plus concluante, spécialement dans les travaux publiés par le docteur Richelot & par le docteur Boudant; nous avons constaté ces bienfaits sur nous-même & sur les nombreux malades que nous avons interrogés dans les salles d'inhalation.

Le procédé de M. Sales-Girons, la *pulvérisation*, est très-usité au Mont-Dore, & principalement contre les pharyngites & les laryngites.

On voit combien sont variés les modes d'administration des Eaux du Mont-Dore. On fait, en outre, entrer dans le traitement les bains de pieds au pavillon Saint-Jean, 38° & pendant six minutes ; enfin l'eau de la source de la Madeleine est également employée, dans beaucoup de cas, en gargarisme.

L'énumération de ces nombreux éléments du traitement serait de nature à effrayer un peu, de prime abord, ceux qui vont faire leur cure au Mont-Dore ; nous devons dire qu'on ne les applique pas indifféremment à la généralité des malades, puis on les a ménagés dans un ordre si méthodique, ils sont entourés de précautions si bien entendues, que tout se fait sans effort & sans fatigue ; l'on s'habitue très-vite à ces diverses sortes de pratiques, le bien-être que l'on en ressent fait que le temps de la cure paraît généralement très-court.

Nulle part on n'est entouré de plus de

soins & de précautions qu'au Mont-Dore. Tout le corps revêtu de grosse flanelle, la tête encapuchonnée, les pieds munis de sabots, le malade est conduit de sa chambre, dans une chaise à porteur bien close, à la fontaine, au cabinet de bain ou de douches, aux salles d'inhalation ou de pulvérisation ; partout il reçoit la visite du médecin ; puis il est reconduit de la même façon dans sa chambre, où, le débarrassant de ses enveloppes de grosse laine, un domestique intelligent & habile lui passe une chemise de flanelle bien chauffée & le met dans son lit qu'il vient de bassiner.

Après une ou deux heures de repos, dans une douce moiteur qui n'est pas la transpiration exagérée que l'on croirait, on se lève parfaitement dispos, libre, ou à peu près de sa journée, car les bains, les douches, l'inhalation, &c., emploient une faible partie de la matinée ; nous dirons plus loin comment le temps disponible est utilement & agréablement occupé au Mont-Dore.

Tout en reconnaissant les précieux avantages de la multiplicité des formes sous lesquelles les Eaux sont administrées au Mont-Dore, nous exprimerons le regret qu'on n'y ait point encore utilisé, comme médication spéciale, le gaz acide carbonique qui se dégage en si grande quantité de toutes ses sources; il serait très-facile de le recueillir & de le concentrer dans un gazomètre.

L'acide carbonique ainsi recueilli serait administré, avec les précautions voulues, en bains locaux ou généraux, en injections sur la gorge, l'oreille, l'utérus, &c., ainsi que nous l'avons vu pratiquer à Vichy, à Saint-Nectaire & dans d'autres établissements de France & d'Allemagne.

Un autre auxiliaire de la cure s'offre tout naturellement au Mont-Dore & convient parfaitement à plusieurs des malades qui vont s'y faire traiter : nous voulons parler du *petit-lait;* les nombreux troupeaux de vaches qui paissent dans les riches prairies de ce pays, renommé par ses fromages, en fournissent en abondance.

Ce que nous avions vu des bons effets des cures de petit-lait (*Molkenkur*) en Allemagne & en Suisse nous a fait insister auprès de notre ami M. le docteur

Richelot, médecin consultant à la station dont nous nous entretenons, pour qu'il en fît l'application à certains malades présentant les premiers symptômes de la phthisie pulmonaire. Les essais faits par ce savant praticien lui ont donné des résultats tellement satisfaisants, qu'il a résolu d'en étendre l'usage.

Les remarquables observations publiées par M. le docteur Ed. Carrière sur les applications variées de cette cure sont bien de nature à encourager les médecins qui exercent dans les stations où l'on peut facilement se procurer le petit-lait.

Le même auteur a fait aussi d'intéressantes études sur les cures de raisin (*Traubenkur*), soit pendant le traitement hydrothermal, soit après, pour parfaire les effets des Eaux; ce que les Allemands appellent *Nachkur*.

La question de l'*après-cure* comporte un grand intérêt, car tout n'est pas dit lorsqu'on a accompli le traitement des Eaux; mais ce n'est pas le lieu d'examiner à fond cette question.

Toujours est-il, & pour nous borner aux réflexions qui appartiennent à notre sujet, que rien ne doit être négligé pour aider les Eaux minérales dans leur action médicatrice. La polypharmacie a eu des partisans aveugles, elle en a peut-être encore; il importe d'expurger la matière médicale des agents inutiles ou dangereux, mais les efforts doivent être incessants pour agrandir le champ d'une thérapeutique saine & féconde. La médication hydrothermale doit donc s'empresser de se servir de tous les auxiliaires qui peuvent utilement se combiner avec elle.

La saison du traitement au Mont-Dore commence officiellement le 15 juin & se termine le 15 septembre; mais, en fait, elle n'est pas de plus de deux mois & demi.

L'époque la plus convenable pour la cure (durée de 15 à 20 jours) est la fin de juin & le commencement de juillet.

La moyenne des personnes qui prennent les Eaux pendant la saison est de 3,500 à 4,000, plus environ 1,500 malades soignés gratuitement ou moyennant une faible rétribution à l'hôpital & dans ses dépendances.

Quelques mots seulement de l'établissement du Mont-Dore. — Cet établissement est la propriété du département du Puy-de-Dôme. Il y aurait beaucoup à dire sur la parcimonie avec laquelle le Conseil général de ce département si riche & si étendu vient en aide aux aménagements, aux embellissements d'une des premières & des plus précieuses stations thermales de France; l'administration départementale trouve probablement que la nature a fait déjà beaucoup pour le Mont-Dore; soit : il ne serait pas moins très-facile d'indiquer des améliorations considérables à faire pour mettre les choses au niveau des progrès consacrés dans d'autres établissements. Mais nous savons trop que nous prêcherions dans le désert.

Nous avons entendu fréquemment des plaintes s'élever contre le fermier de l'établissement; nous les croyons mal fondées, le fermier n'étant tenu, après tout, qu'à l'exécution littérale de son contrat avec le département. C'est donc ailleurs & plus haut que devraient être rapportés les griefs.

Tout en regrettant que l'on n'accorde pas au Mont-Dore tout ce qui lui est dû, nous constatons que la science & le zèle des médecins qui exercent pendant la saison des Eaux ne laissent rien à désirer. Levés avant le jour, ils exercent sur leurs malades une surveillance incessante, & on peut dire hautement que leur mission, à la façon dont ils l'accomplissent, n'est pas une sinécure.

Il ne sera pas sans intérêt de parler de la composition des Eaux du Mont-Dore. L'observation clinique est, sans contredit, la meilleure manière d'apprécier la vertu des Eaux minérales. On aurait tort cependant de négliger les documents fournis par la chimie. L'analyse des éléments contenus dans une eau minérale est une indication à laquelle on satisfait partout aujourd'hui.

Grâce au perfectionnement des procédés mis en usage, la plupart des sources offrent la connaissance sinon complète au moins très-approximative de la qualité & de la quantité des substances qu'elles contiennent.

La classification des Eaux minérales repose généralement sur la prédominance de certains éléments chimiques. C'est ainsi qu'on les a divisées en cinq grandes classes : *Sulfurées, chlorurées, bicarbonatées, sulfatées, ferrugineuses.*

Chacune de ces classes présente plusieurs subdivisions. Le Mont-Dore appartient à l'ordre des Eaux *bicarbonatées mixtes,* ainsi que Royat & Saint-Nectaire qui prennent leur origine dans les mêmes terrains ; nous y réunirons la Bourboule classée par plusieurs auteurs sous le titre d'*Eaux chlorurées bicarbonatées.*

Ces quatre stations diffèrent entre elles par la quantité de substances minéralisées qu'elles contiennent, mais elles offrent sous plusieurs rapports, chimiquement parlant, de très-grandes analogies ; chez toutes notamment l'acide carbonique est très-abondant. Un caractère qui leur est commun & sur lequel nous voulons insister, c'est la présence de *l'arsenic,* bien qu'à des doses différentes.

L'arsenic est, à nos yeux, un agent dont le rôle est considérable dans l'action des Eaux qui en contiennent, l'observation tend de plus en plus à le démontrer, & nous ne serions pas étonné que bientôt on arrivât à faire de ces Eaux, sinon une classe spéciale, au moins un ordre particulier

En 1839, M. Tripier annonça la découverte de l'arsenic dans des Eaux de la province de Constantine. M. Chevalier, qui d'abord avait révoqué en doute l'assertion de M. Tripier, revint plus tard de sa première opinion; ce fut même lui qui le premier reconnut, en 1847, la présence de l'arsenic dans l'Eau du Mont-Dore. Quelques années plus tard, le savant Thénard confirma le fait, il fit l'analyse de la source de la Madeleine & trouva 0^{gr} 000,053 d'arsenic par litre, équivalant à 0^{gr} 000,811 d'acide arsénique ou à 0^{gr} 001,255 d'arséniate de soude.

Les analyses récentes de M. J. Lefort ne s'écartent pas sensiblement de la dose indiquée par M. Thénard.

Les indications fournies par MM. Tripier, Chevalier & Thénard conduisirent à la découverte de la présence de l'arsenic dans plusieurs autres Eaux minérales; on se rappela alors que R. Boile avait, dès 1605 déjà, supposé que l'arsenic pourrait se rencontrer dans certaines Eaux minérales.

Ici se pose une question : pourquoi attribuer une si large part d'influence à l'arsenic trouvé dans les Eaux du Mont-Dore, alors que cette substance, se rencontrant même à plus haute dose dans d'autres eaux, à Vichy, par exemple, ne semblerait pas imprimer à celles-ci une action identique. L'explication de ce fait a été donnée, dans une certaine mesure au moins, par M. J. Lefort.

Ce chimiste distingué dit avoir reconnu que, moins une Eau est saturée de principes minéraux, plus certains sels, dont la fixité n'est qu'apparente, sont facilement volatilisés lorsqu'un liquide jouant le rôle d'intermédiaire intervient; les arsénites & les arséniates à base sodique & potassique sont dans ce cas.

Or, tandis qu'à Vichy on trouve 8 & jusqu'à 9 grammes de matières minéralisées par litre d'eau, il en existe moins de 2 grammes au Mont-Dore.

Ce fait est plus marqué encore à Plombières, dont les Eaux, très-actives d'ailleurs, ne contiennent par litre que des fractions de gramme de substances minérales. Aussi est-ce à l'arsenic contenu dans les Eaux de Plombières que le Dr Lhéritier, qui les a étudiées avec soin, attribue à peu près exclusivement leur action thérapeutique.

Tous les médecins savent manier les préparations arsénicales; elles sont d'un grand secours contre des affections rebelles à d'autres remèdes, particulièrement les fièvres intermittentes, certaines maladies de la peau. Mais les gens du monde, l'esprit plein des procès célèbres, ne voient dans l'arsenic qu'un affreux poison; poison soit; mais combien d'autres encore sont recherchés avec profit dans la matière médicale ? Pour l'arsenic comme pour les autres, tout dépend de la manière de s'en servir.

Pour rassurer cependant les buveurs d'Eau minérale arsénicale, nous leur rappellerons que les montagnards de Styrie & du Tyrol n'y regardent pas de si près, & que de temps immémorial ils mangent de l'arsenic, en vue, dit-on, de se maintenir le teint frais, & pour augmenter les forces respiratoires pendant la marche ascensionnelle. Il paraît qu'ils réussissent assez bien, car personne n'ignore la vigueur dont sont doués les célèbres chasseurs de chamois. On sait aussi que dans ces mêmes contrées on administre avec avantage l'arsenic aux animaux pour les engraisser; l'arsenic a donc du bon...

Nous croyons inutile d'insister sur les propriétés thérapeutiques de l'arsenic; cet agent a depuis trop longtemps pris sa place dans la matière médicale. Nous nous contenterons de rappeler que dans les observations si concluantes publiées par le Dr Noël Guéneau de Mussy, sur l'application des préparations arsenicales, soit en bains, soit à l'intérieur, contre les rhumatismes noueux, on retrouve dans la description des phénomènes physiologiques qui se produisent pendant ce traitement la plupart de ceux qu'on observe chez les malades soumis à l'administration des Eaux du Mont-Dore. Puissante raison, ce nous semble, pour conclure en faveur du rôle que nous attribuons à l'arsenic contenu dans ces Eaux.

Après avoir rendu compte des données fournies par la chimie & des interprétations plus ou moins plausibles qui s'y rattachent, nous ferons toutes nos réserves :

nous sommes loin de penser qu'il faille chercher à expliquer l'efficacité des Eaux uniquement par la quantité & la nature des substances minérales qu'elles contiennent. Tout porte à croire, au contraire, qu'en dehors de la minéralisation proprement dite, il y a ou doit y avoir des principes inanalysables échappant aux plus habiles chimistes. Ce que l'on ne peut trouver en substance sera peut-être découvert par voie d'induction; c'est à l'observateur de redoubler de zèle & d'attention, d'inscrire les faits avec soin, sans parti pris, sans système préconçu. Les chercheurs sont nombreux; un médecin très-distingué, M. Scoutteten, de Metz, annonçait, il y a quelques années, que l'électricité était l'agent principal des Eaux minérales; dans un volume de 400 pages, il exposait les expériences ingénieuses faites par lui, à l'aide du galvanomètre de Nobili (expériences répétées spécialement au Mont-Dore); il concluait en déclarant que la classification des Eaux minérales, que leurs propriétés thérapeutiques étaient entièrement subordonnées à la manifestation électrique qu'elles produisent.

La théorie de M. Scoutteten, appuyée, nous le répétons, sur des expériences habiles, eut un grand retentissement parmi les hydrologistes; l'un d'eux, M. le Dr Legrand du Saule, s'écriait : « Grâce à M. Scoutteten, le mystère des Eaux minérales est aujourd'hui dévoilé. » Des commissions ont été nommées, des rapports publiés, celui de M. l'ingénieur des mines Jutier est fort remarquable. Ce savant signale plusieurs contradictions dans les travaux de M. Scoutteten, particulièrement lorsque celui-ci prétend s'appuyer, pour confirmer sa théorie, sur les expériences de M. Becquerel; il craint que M. Scoutteten n'ait, dans son entraînement d'auteur, confondu certains phénomènes avec les causes qui les produisent; il pense enfin que, nonobstant le rôle attribué par ce médecin à l'électricité dans les Eaux minérales, & quoi qu'il en ait dit, le *quid divinum* n'est point encore trouvé.

A l'heure qu'il est, l'enthousiasme des premiers jours a diminué; est-ce une raison pour nier le rôle de l'électricité dans les Eaux minérales ? Non sans doute; personne n'ignore, en effet, que l'eau jouit essentiellement de la propriété d'emmagasiner de l'électricité comme aussi de la chaleur, & ces deux agents ont trop de rapports entre eux pour qu'on ne soit pas amené naturellement à admettre que les Eaux thermales présentent d'excellentes conditions pour être influencées dans leur action par la présence de l'électricité.

Reste cependant encore à préciser la part qui convient à ce fluide impondérable; il importe de ne pas la faire trop large aux dépens des autres agents déjà connus & de ceux qui pourront l'être.

Indépendamment de l'action chimique & physique produite, par les divers modes d'administration des Eaux minérales, sur l'ensemble de l'économie & sur certains organes en particulier, soit par influence générale, soit par influence élective, on doit tenir compte au plus haut degré des *milieux* où se pratique la cure; la climatologie d'une station thermale ne saurait être étudiée avec trop de soin. Nous résumerons les indications propres au Mont-Dore dans la partie descriptive que nous réservons à notre étude locale; l'hygiène nécessaire au buveur d'eau sera alors plus facile à justifier.

Si nous voulions présenter un travail *ex professo* sur les Eaux du Mont-Dore, nous aurions à examiner en détail tous les phénomènes physiologiques qui appartiennent à la *cure;* nous nous contenterons de les indiquer d'une manière sommaire, distinguant toutefois les effets produits par les Eaux du Mont-Dore sur l'économie, en effets généraux & en effets locaux.

Parmi les premiers, le plus notable est l'abaissement presque constant du pouls, même chez les phthisiques; ce fait témoigne expressément que le traitement par le Mont-Dore n'est point excitant. Il n'est point débilitant, car, à côté de l'important phénomène que nous signalons à l'égard de la circulation, nous constaterons le développement de l'appétit, l'activité des fonctions digestives, suivie d'une assimilation produisant rapidement le rétablissement des forces & parfois jusqu'à l'embonpoint.

Ces deux faits nous suffisent pour qualifier le traitement du Mont-Dore de *régulateur* & *tonique.* Ce qui justifie encore cette qualification, c'est le sommeil qui, s'il est accompagné, les premiers jours, d'une certaine agitation, devient bientôt calme & réparateur.

Ainsi les trois grandes fonctions vitales, circulation, digestion, innervation, se trouvent très-favorablement influencées par la cure du Mont-Dore. Sans doute la sensibilité générale subit souvent un ébranlement que nous ne voulons pas nier: l'administration des Eaux réveille les anciennes douleurs, celles surtout qui appartiennent aux névralgies, aux diathèses rhumatismale ou goutteuse, celles qui sont comme spéciales aux phthisiques; mais on serait dans une grande erreur si cette excitation passagère de la sensibilité était considérée comme un symptôme morbide; loin de là, cette secousse, cet ébranlement de l'économie est presque constamment l'indice d'un travail de réparation qui, procédant du centre à la circonférence, aboutit à éliminer de l'économie les éléments qui la tenaient opprimée sous l'empire de leur action malfaisante.

Aller chercher certain ennemi dans ses repaires n'est pas chose facile à l'aide des moyens médicaux ordinaires ; la cure des Eaux est on ne peut plus apte à remplir cet office, par la manière dont elle pénètre l'organisme dans tous ses tissus, dont elle ravive ses fonctions.

Il est utile encore de faire connaître aux personnes qui vont faire la cure au Mont-Dore & aux médecins qui la prescrivent que là, comme dans le plus grand nombre des stations thermales, il se produit chez la plupart des malades une sorte de mouvement fébrile appelé généralement *fièvre thermale;* il se manifeste alors une certaine prostration des forces, de la constipation ou de la diarrhée & le cortége des symptômes qui se rattachent à cet état ; une suspension de traitement de 24 heures & quelques soins appropriés apaisent bientôt cet éréthisme passager qui est comme le signal du travail critique que la cure va opérer. Au Mont-Dore, d'ailleurs, on n'observe que très-rarement & on se garde bien de provoquer cet exanthème artificiel connu sous le nom de *Poussée* qui se présente près de plusieurs stations, particulièrement à *Louesche.*

Quant aux effets locaux produits par les

Eaux du Mont-Dore, ils résultent ou du contact direct, ou de l'influence localisée par leur absorption. On pressent qu'il s'agit de toute la surface cutanée & des diverses muqueuses, respiratoire, digestive, génito-urinaire; nous nous bornerons à dire que si, considérée à ce point de vue, l'action des Eaux est excitante, parfois irritante, cette sorte d'irritation, facile d'ailleurs à graduer, à tempérer, agit le plus souvent comme stimulant de certains systèmes ayant besoin d'être tonifiés & devient essentiellement résolutive, ou bien encore l'irritation agit comme substitutive ; dans ces deux cas, les ramifications du système nerveux, disséminés partout, reportent aux grands centres l'influence locale qu'elles ont ressentie & travaillent encore ainsi au rétablissement général de la santé.

Afin de ne rien passer sous silence des effets généraux ou locaux qui peuvent être attribués aux divers modes d'administration & au mode d'action plus ou moins direct des Eaux, nous devons dire que les idées généralement reçues sur le rôle de l'absorption cutanée dans le traitement hydrothermal ont reçu, dans ces derniers temps, de rudes atteintes, à la suite des travaux de plusieurs savants. Ces travaux tendent à prouver que, durant l'immersion dans un bain, la peau, en raison de la couche d'épiderme qui la recouvre, est dépourvue de la faculté d'absorber l'eau & par conséquent les principes minéraux que celle-ci peut renfermer.

Ainsi l'épiderme, qui ne fait aucun obstacle à l'exhalation des produits de la perspiration cutanée, serait imperméable au liquide dans lequel le corps est plongé. Cette opinion, malgré les expériences sur lesquelles elle se fonde, est combattue par un grand nombre de physiologistes qui, eux aussi, appellent à leur aide des faits expérimentaux.

On n'oubliera pas, dans tous les cas, que l'épiderme ne se ressemble pas chez tout le monde; autant il est parfois dur, épais, adhérent, autant chez d'autres personnes, chez celles surtout qui prennent fréquemment des bains, l'épiderme s'amincit, se ramollit, disparaît même en grande partie. Ce fait seul tendrait au moins à prouver que l'obstacle, s'il existait au commencement de la cure, diminuerait ou cesserait après les bains minéraux répétés.

Quoi qu'il en soit, la solution du problème est beaucoup moins facile qu'on ne pourrait le croire tout d'abord. En attendant que cette solution devienne entièrement satisfaisante, & tout en reconnaissant que la peau n'a jamais figuré au premier rang des surfaces absorbantes, il est encore permis de croire à l'absorption par cette voie d'une certaine dose de principes minéraux contenus dans l'eau du bain & de laisser à celui-ci une part un peu plus large dans la cure.

Passons à un autre ordre de faits.

L'influence des *milieux* physiques ou moraux dans lesquels vit le malade est d'une importance capitale; elle a été reconnue & proclamée par les médecins de tous les temps.

La première des indications à remplir pour combattre une maladie est de placer celui qui en est atteint dans des conditions aussi opposées que possible à celles dans lesquelles elle s'est produite & où elle se perpétue.

Quels que soient les remèdes appliqués en vue de rétablir la santé, ils resteront impuissants aussi longtemps que les personnes atteintes ne seront pas soustraites aux causes morbifiques qui agissent sur elles : il faut donc leur créer des conditions toutes nouvelles d'hygiène physique & morale. Aucun procédé n'équivaut, pour obtenir ce résultat, à une cure bien faite dans une station thermale ; celle-ci choisie d'une façon appropriée à l'état particulier du malade.

Il est surtout une espèce de désordres fonctionnels engendrés ou préparés par le séjour prolongé dans les grandes villes. Cet état, appelé par le docteur Bourguignon la *Malaria urbana,* & par le docteur Bertillon la *Cachexie urbaine*, réclame impérieusement le déplacement des malades.

Sans parler des effets presque immédiats produits par un changement complet de genre de vie, par le repos de l'esprit, par la mise en contact avec un monde tout nouveau, l'économie entière ressent bientôt, au Mont-Dore, l'heureuse influence des bains d'air & de lumière, presque inconnus au sein des villes.

On ne peut nier que la cure des Eaux ne doive une bonne part de son action à ces précieux auxiliaires.

On doit aussi tenir grand compte du climat propre à une station thermale. Le climat se compose d'éléments nombreux : la latitude & l'altitude d'un lieu jouent le rôle principal, mais il faut considérer encore la nature du sol, sa sécheresse ou son humidité, sa configuration, son exposition qui, avec la végétation, la culture, ont une part d'action importante sur la météorologie & la température d'une contrée. Après avoir étudié ces divers points, on devra apprécier l'influence réciproque qu'ils exercent les uns sur les autres, afin d'en tirer des conclusions exactes, d'en faire des applications pratiques. C'est là ce qui constitue la topographie médicale à laquelle Hippocrate attachait une si grande importance, qui a été si vivement recommandée par Haller & par tous les grands médecins.

En ce qui concerne le Mont-Dore, sans vouloir examiner une à une ces diverses questions qui seront implicitement contenues dans les descriptions du pays, nous emprunterons dès à présent à un travail du Dr Richelot le résumé d'observations faites par lui, pendant une période de huit années consécutives, durant la saison où sont fréquentées les Eaux du Mont-Dore, la seule sur laquelle il importe aux malades & aux médecins d'être fixés. Ces renseignements serviront à l'édification de tous.

De ce travail conçu & exécuté *au point de vue clinique*, c'est-à-dire en notant jour par jour & presque heure par heure les états de l'atmosphère, appréciés par les sensations & les effets produits sur l'organisme vivant, sain ou malade, il résulte que du 15 juin, commencement de la saison, jusqu'aux premiers jours de septembre qui la terminent, sur un total de 610 journées, observées dans cette période de huit ans, on en trouve 437 favorables à la cure & seulement 173 qui peuvent la contrarier.

Nous doutons qu'à part quelques localités exceptionnellement privilégiées, on trouve dans le plus grand nombre des stations thermales des conditions climatériques plus satisfaisantes.

Il est essentiel cependant de noter, bien que les intempéries de l'air au Mont-Dore ne diffèrent pas essentiellement de celles qui règnent à la même époque dans la moitié septentrionale de la France, que l’altitude, 1,000 mètres au-dessus du niveau de la mer, est naturellement la cause d’un abaissement de la température toutes les fois que le soleil ne vient pas échauffer l’atmosphère & en particulier après son coucher; aussi devra-t-on avoir soin d’apporter, pour la cure, des vêtements d’hiver en même temps que des vêtements d’été.

Du reste, s’il est utile de changer de milieu pour combattre une maladie, pour rétablir l’ordre dans la santé, il importe aussi de savoir maintenir dans de justes limites l’ébranlement auquel on soumet l’économie; il ne faut pas s’exposer à voir les influences nouvelles dépasser le but recherché ; tout changement de climat exige des précautions spéciales; il sera nécessaire, en cela comme en tout, de se laisser guider par le médecin des Eaux. Cette observation s’applique également au régime alimentaire, aux exercices divers qui ne conviennent pas de la même manière à tous.

Quant aux avantages physiologiques des influences atmosphériques au Mont-Dore, constatées depuis de longues années, ils s'expliquent par l'air pur, stimulant, essentiellement favorable à la nutrition, qu'on respire à ce degré d'altitude qui est précisément la moyenne indiquée par l'habile observateur M. Lombard (de Genève) dans ses études sur les climats des montagnes de la Suisse.

Dans toutes les contrées où règnent des maladies endémiques ou épidémiques, le moyen employé pour les prévenir ou les combattre consiste à abandonner la plaine & à aller habiter les hauts plateaux ; c'est ainsi que les Anglais ont fondé, aux Indes, des villages auxquels ils ont donné le nom de *Sanatorium.* L'une de ces stations les plus renommées est *Simla,* que le célèbre voyageur V. Jacquemont citait dans sa correspondance, &, ce qui n'est pas sans valeur pour notre sujet, il la comparait au Mont-Dore pour ses avantages hygiéniques, bien que Simla ait une altitude presque double.

Au Mont-Dore, les ardeurs du soleil sont tempérées par ces déplacements incessants des diverses couches de l'air qui constituent *la brise. des montagnes,* plus agréable sans contredit & aussi salutaire que la brise des bords de la mer.

La fraîcheur de l'air est entretenue par les cascades, par les nombreux ruisseaux d'eau vive qui tous se jettent dans la Dordogne, dont le courant rapide traverse le fond de la vallée du midi au nord.

Nous signalerons surtout les émanations résineuses répandues par les forêts de sapin, & les parfums de la prairie émaillée de plantes aromatiques & odoriférantes.

On a parfaitement reconnu que la tension électrique augmente avec l'altitude. L'électricité modifie la constitution de l'oxygène de l'air & engendre l'*ozone*. Si l'on n'a pas encore précisé le mode d'action de l'électricité & de l'ozone sur l'économie, leur influence n'en est pas moins réelle, elle contribue à produire des modifications de la santé.

Il n'est pas jusqu'aux orages dont le Mont-Dore est parfois le théâtre qui n'exercent une influence favorable sur l'atmosphère, en lavant l'air & en précipitant, par des réactions chimiques, les éléments impropres à la respiration.

Puisque nous parlons des orages au

Mont-Dore, nous souhaitons à ceux qui font leur cure de pouvoir en contempler au moins un pendant leur séjour. Il est peu de spectacles aussi émouvants. Nous conseillons, pour bien observer, de se tenir sur la place du Panthéon, sous la véranda de la rotonde. De là le regard embrasse l'horizon dans la direction du midi, où se produisent presque tous les orages qui se concentrent vers le pic de Sancy. Les formes fantastiques des nuages, leurs couleurs de caméléon, leurs mouvements désordonnés sont indescriptibles; le sillage incessant des éclairs semble vouloir tout incendier; les bruits du tonnerre, répercutés par les rochers, engendrent des échos qui ne laissent pas une seconde de silence; ce sont des détonations, des décharges continues, des roulements qui ébranlent le sol & font croire que la terre va se déchirer & le ciel s'abîmer; les crêtes de la montagne volent en éclats, des sapins sont foudroyés & enflammés. Ce courroux de la nature est une horreur sublime, l'observateur peut la contempler avec une admiration d'autant plus grande qu'il ne court absolument aucun péril. Jamais, en effet, la foudre ne frappe dans le village. Celui-ci est entouré & préservé par une double rangée de paratonnerres naturels, la cime des montagnes & celle des sapins; aussi est-ce de ce côté que, pendant la bataille de l'électricité, l'ouragan fait ses victimes ; la pluie diluvienne entraîne les débris qui sont roulés de la côte dans le lit de la Dordogne; celle-ci, naguère limpide, devient trouble & boueuse, se gonfle, grossit à vue d'œil &, ne pouvant sortir de son lit encaissé, forme un véritable torrent.

Bientôt les nuages disparaissent, le ciel reprend cette couleur bleu d'azur, propre aux montagnes, &, après quelques minutes, le sol pierreux lavé & rapidement séché devient praticable comme avant l'orage. De tout cet ébranlement il ne reste qu'un certain abaissement de la température, & dans l'air rafraîchi se développe une senteur particulière répandant l'arome aussi suave que fortifiant des sapins de la côte & des herbes de la prairie.

Ces phénomènes ne sont pas fréquents, ils ne surviennent pas brusquement, en général ; le baromètre les annonce, & aussi l'aspect particulier des pics autour desquels on remarque une plus grande condensation de vapeurs présentant ce que Peltier a appelé le *fumage des montagnes.* Les gens du pays ne s'y trompent guère, mais il ne faut pas toujours s'en rapporter à leur dire, intéressés qu'ils sont, comme on le verra, à exciter à la promenade.

Nous avons dit que le traitement proprement dit du Mont-Dore n'occupait qu'une partie de la matinée; le plus grand nombre des personnes qui font leur cure peuvent disposer, à leur gré, de l'emploi du reste de la journée. Aussi, dès après le déjeuner, il s'organise, dans chaque hôtel, des groupes qui règlent le but de leurs promenades. Celles-ci peuvent s'effectuer dans des directions très-variées & à des distances graduées suivant les goûts & les forces de chacun.

La vallée avec ses cours d'eau, ses anfractuosités, ses petits accidents de terrain, les pentes douces qui, par des méandres infinis, conduisent aux mamelons peu élevés, la ceinture d'arbres résineux qui entoure les flancs de la montagne sont très-agréablement & très-facilement fréquentés par ceux que leur état de santé n'autorise pas à se hasarder loin du gîte. Les mieux portants, les plus entreprenants pourront donner carrière à leur activité, à leur curiosité en parcourant non-seulement les sommets des montagnes, mais en visitant, dans un périmètre très-étendu, les sites les plus intéressants, soit par leur aspect général, soit par le témoignage des phénomènes naturels dont ils ont été le théâtre. D'étape en étape & dans toutes les directions on rencontre des localités auxquelles se rattachent ou des légendes ou des souvenirs historiques, & dont plusieurs offrent de nombreux spécimens archéologiques.

Lorsque l'on ne peut atteindre le but à pied, il existe, au Mont-Dore, tous les moyens de transport: en chaise à porteur, à âne, en voiture, à cheval enfin; ce dernier mode est sans contredit le meilleur & le plus salutaire.

La durée de la cure dépassant rarement 18 à 20 jours, ainsi que nous l'avons dit, il convient de régler, autant que possible, dès son arrivée, les courses propres à faire connaître le pays.

Chacune des journées peut être em-

ployée à une excursion nouvelle, tant sont
nombreux les objets & les lieux à visiter.

Combien de sujets de réflexions & d'é-
tudes présente cet amas de produits volcaniques aussi immenses que variés qui
recouvrent le sol primitif ; la forme & le
mode de distribution des *Trachytes*, des
Conglomérats, des *Phonolithes,* des *Basaltes*
fournissent aux savants le moyen de connaître les époques & la nature des érup-
tions dont ce pays a été le théâtre. — Le
minéralogiste, le botaniste, l'entomologiste
trouvent, eux aussi, matière à exercer leur
science comme le géologue. Mais le buveur
d'eau se contente en général de considérer
& d'admirer l'aspect extérieur de la contrée ; cet aspect est assez séduisant pour
occuper l'esprit & lui apporter des dis-
tractions salutaires ; on trouvera ample
satisfaction en visitant successivement les
cascades, les lacs, les vallées, les gorges,
les pics, les volcans, toutes œuvres de la
nature, près desquelles on rencontre aussi
l'œuvre des hommes : tantôt des ruines de
châteaux forts comme la Tour d'Auvergne,
le château de Murol, ou d'anciens repaires
de brigands fameux, comme la roche

Vendeix, la roche Sanadoire, tantôt des villages animés tels que la Bourboule, Murat le Quaire, Saint-Sauve, Murol, Saint-Nectaire.

Sans prétendre faire la description détaillée d'une contrée dont l'aspect & le caractère se diversifient sans cesse, nous voulons cependant appeler l'attention sur les choses qui nous semblent les plus remarquables; les futurs visiteurs, préalablement renseignés, auront encore la primeur des impressions à recevoir.

Le point le plus culminant, celui vers lequel les regards sont constamment attirés, c'est le *pic de Sancy*. On ne peut aller au Mont-Dore sans faire l'ascension du géant des montagnes du centre de la France ; cependant, on fera bien de ne pas l'entreprendre dès les premiers jours.

Divers chemins sont suivis pour arriver au *Sancy;* tous sont très-accidentés, mais ménagés de façon à éviter les grandes fatigues. Arrivé au sommet, 1,889 mètres d'altitude, on voit planer les aigles & d'autres oiseaux de proie; mais un spectacle plus intéressant, c'est le panorama indescriptible qui se déroule sous les pieds &

s'étend dans un lointain comme infini.

Nous ne craignons point d'être démenti en affirmant la beauté & la grandeur de ce point de vue; nous recommandons seulement de le considérer à l'œil nu, de ne pas le dénaturer ou le circonscrire par l'emploi malencontreux des lorgnettes; il ne nous est pas possible de comprendre que, pour considérer les plus magnifiques spectacles de la nature, certaines personnes s'efforcent de rétrécir le champ de leur vision.

Indépendamment de l'ascension du Sancy, si l'on veut connaître le pays à fond, on devra se transporter successivement sur les autres pics d'élévation & d'exposition diverses, puis descendre dans les vallées & les parcourir dans le sens le plus praticable — Le *Puy Ferrand,* le *Plateau de Cacadogne,* le *Puy de Chabano,* le *Roc de Cuzeau,* le *Puy de l'Aiguillier,* la *Banne d'Ordenche,* le *Capucin,* la *Dent du Marais* appelée aussi le *Saut de la Pucelle,* & bien d'autres encore, sont autant de montagnes dont le sommet se détache de la chaîne générale, & dont la base va se perdre, soit par des plans inclinés, soit d'une façon abrupte, au fond des vallées.

Les vallées sont nombreuses & très-originales; nous citerons spécialement la vallée de *la Cour* située au pied du Sancy: les pentes de cette vallée sont couvertes d'un côté, par une pelouse où l'on rencontre des végétaux alpestres; le côté opposé taillé à pic est formé par des couches de lave trachytique.

Une des vallées les plus célèbres est celle qui a reçu le nom de *Val d'Enfer,* ou *Gorge des Enfers;* située non loin de la précédente, au fond du grand cirque à droite, elle justifie son nom par son aspect tourmenté & qui a quelque chose de sinistre. Là, en effet, tout paraît infernal: le sol déchiré est couvert de scories volcaniques, de matières fondues; le gazon très-rare disparaît sur les versants ravinés & dénudés. Pour compléter le tableau, au centre de ces gorges coule une sorte de ruisseau, rouge de sang, qui n'est autre, hâtons-nous de le dire, que le produit de la fonte de la neige permanente au sommet & qui, dans son trajet à travers les fissures des trachytes, se confond avec une source contenant du fer hématite; des

fragments de rochers détachés & entraî-
nés dans cette gorge ont reçu, d'après leur
volume & leur forme, différents noms :
ce sont les *Clefs de l'Enfer*, les *Portes de
l'Enfer*, les *Aiguilles du Diable*, la *Cheminée
du Diable;* enfin, la légende a pris là de
telles proportions, que le pâtre qui nous
accompagnait nous a montré une plante
que nous n'avons pas examinée avec soin,
il est vrai, mais qu'il nous a dit être
l'*Herbe d'Eurydice.*

Une vallée d'un tout autre aspect &
d'une étendue considérable est la gorge de
Chaudefour; elle s'étend du pied du Sancy
jusqu'au lac *Chambon* qu'elle alimente par
les eaux descendant des montagnes & des
coteaux qui l'environnent.

Nous avons parlé de lacs & de cascades;
comme il est impossible de tout voir en
détail pendant la durée d'une cure (les lacs
sont au nombre de douze ou treize), nous
citerons ceux qui ont le renom le plus
mérité.

Les principaux lacs à visiter sont le *Lac
Chambon,* alimenté, comme nous venons
de le dire, par les Eaux de la vallée de
Chaudefour qui forment le ruisseau de la

Couze. Ce cours d'eau, arrêté par la lave d'un ancien volcan, le *Tartaret,* situé à côté, a été contraint de rétrograder devant ce barrage, de former une grande masse d'eau au fond de la vallée & de chercher une issue pour continuer son cours vers le village de Murols. Le lac Chambon renferme de belles truites, ainsi que les autres lacs du pays; on y voit plusieurs îlots couverts d'arbres. En allant visiter le lac Chambon, on ne manquera pas d'examiner le *Tartaret,* ce volcan éteint depuis des siècles, mais dont les éjections semblent être un produit tout récent.

Le lac *Pavin,* le plus vaste de tous & aussi le plus éloigné, remplit un ancien cratère, phénomène assez intéressant & assez rare pour être recherché par les visiteurs. — Le lac *Guéry,* que l'on côtoie en suivant la route de Randanne, est dans les mêmes conditions que le lac Pavin.

Les cascades les plus remarquables sont : la *Grande Cascade,* près le village des Bains, belle & large nappe d'eau de 33 mètres de chute; sous l'action du vent, elle prend l'aspect d'une longue crinière flottante; précipitée du sommet d'une coulée de trachyte provenant du voisinage du Sancy, elle se brise sur les rochers d'où jaillissent une foule de petites cascades qui s'agitent & se pressent en véritables apprentis torrents, puis se réunissent en un ruisseau qui va se jeter dans la Dordogne.

La cascade de *Quereille,* plus modeste, mais très-gracieuse, est située non loin du village de ce nom ; elle descend d'une couche de basalte, tombe sur un faisceau de prismes qui la divisent en deux parties, dont l'une, la plus forte, se précipite écumante dans une sorte de bassin entouré de verdure; l'autre descend, sous la forme d'un chapelet de perles, le long des fissures des prismes : dans ces fissures se sont implantés des genets; on voit de ces mêmes arbustes formant corniche au-dessus de la cascade; celle-ci est en outre dominée par des hêtres & des arbres verts.

Un bois de sapins & une belle pelouse de verdure forment les abords de la cascade & contribuent à donner quelque chose d'un mystérieux plein de charme à ce petit tableau, œuvre de la nature.

A certaine heure du jour, les rayons du soleil, traversant le jet principal de la cascade, sont décomposés & reproduisent le météore de l'arc-en-ciel.

La cascade du *Serpent*, beau & long ruban paraissant tour à tour formé de moire & d'argent, descend du haut de la forêt de sapins qui fait face à la gorge des Enfers; elle glisse sur un tapis de mousse, décrivant des sinuosités infinies &, par ses replis répétés, justifie le nom qui lui a été donné. Ses bords sont garnis partout de jolies plantes parmi lesquelles on distingue les grappes brillantes de l'ancolie.

Les eaux de la cascade du Serpent descendent dans la Dordogne, au milieu du grand cirque qui s'étend jusqu'au pied du Sancy.

La cascade de la *Vernière* & celle du *Plat à barbe,* qui la domine & qui l'alimente en partie, offrent un spectacle attrayant, autant par leur forme originale que par le site accidenté & pittoresque où elles sont enfermées.

Bien que notre aperçu soit très-incomplet, nous pensons en avoir dit assez pour faire entrevoir la variété d'objets capables d'exciter la curiosité & de fixer l'attention.

A ceux que les besoins de la cure devront conduire au Mont-Dore, nous pouvons assurer que le rétablissement de leur santé sera puissamment aidé par les influences extérieures que l'on ressent à ces thermes; les impressions qu'on en rapporte peuvent, à beaucoup d'égards, supporter la comparaison avec celles que les touristes vont chercher au loin; aussi nous permettrons-nous de conseiller le voyage au Mont-Dore non-seulement aux malades, mais aussi à tous les amants d'une belle & puissante nature. Les esprits contemplatifs y trouveront, au milieu des paysages les plus variés, des lieux solitaires, des réduits charmants : la nature est souriante & vivante sous toutes les formes dans ce pays; on sent qu'il profite des beaux jours avec une ardeur d'autant plus vive que la neige de l'hiver l'enveloppe pendant des mois dans un sommeil profond.

Comme nous nous occupons plus spécialement ici des malades, nous rappelons qu'il est prudent pour les nouveaux arrivés de visiter d'abord les lieux les plus rapprochés ; les alentours du Mont-Dore permettent de graduer les promenades d'une façon très-commode.

Les forces augmentant sous l'influence de la cure, on pourra, avec plus de sécurité, entreprendre les promenades au loin; celles-ci se pratiquent parfois en voiture, mais le meilleur moyen de pénétrer partout c'est de faire les courses longues à cheval; cet exercice très-favorable par lui-même est généralement préféré.

Nous pensons être utile aux promeneurs à cheval en leur fournissant quelques renseignements.

Les naturels du pays savent pourvoir aux désirs & aux goûts de chacun, ils amènent devant la porte des hôtels de nombreuses montures sellées, bridées, dont le prix de location varie de 3 à 6 francs, suivant le degré de confiance qu'inspire l'état de l'atmosphère.

Dans cette exhibition autour de laquelle se pressent les amateurs & les curieux, on n'a que l'embarras du choix, mais le choix, nous en avertissons, est toujours un peu scabreux.

Les rusés montagnards ont un talent sans pareil pour vanter les vertus de leurs bidets, ils ne le cèdent en rien aux plus retors des maquignons de profession; un cavalier peu expert, séduit par des assurances pleines de rondeur, croit pouvoir enfourcher, de confiance, la bête qu'on lui présente ; il s'apercevra peut-être un peu tard qu'il a été dupe de sa bonne foi ou de son inexpérience. Ses mésaventures amèneront bientôt les quolibets de ses compagnons de route plus habiles ou mieux avisés. Il sera donc prudent d'en rabattre sur les belles déclarations des loueurs de chevaux ; on fera bien d'inspecter de près le coursier & son harnachement ; le tout n'est pas de la dernière élégance, ce n'est que demi-mal ; mais les selles & les brides n'étant pas toujours d'une solidité irréprochable, elles exigent un examen tout spécial ; en le faisant attentivement on préviendra divers désagréments. Nous pouvons toutefois garantir la chose la plus essentielle, la solidité des jambes de ces petits chevaux de montagne, dont le pied est fait à la nature du sol.

Des caravanes se forment par groupes appartenant à chaque hôtel ; elles se composent de cavaliers, de dames & souvent même d'enfants ; on part gaiement à la grâce de Dieu & du temps. On fera bien, à tout événement, de se munir du précieux manteau de caoutchouc, l'atmosphère ayant parfois des caprices & causant des surprises qui font revenir en piteux état ceux qui ont manqué de prévoyance. D'où la nécessité de consulter le baromètre avant d'entreprendre des courses au loin.

On a généralement le soin de se faire accompagner par un guide, c'est chose sage & utile : il ne manque pas de guides au Mont-Dore ; nous recommandons tout particulièrement celui de l'hôtel *Boyer*, connu sous le nom d'*Auguste*.

Auguste connaît les sentiers les plus sûrs & les plus agréables à suivre ; il exerce sur les cavaliers & les chevaux une surveillance active ; il est habile à prévenir ou à réparer les divers accidents ; il saute à bas de cheval en un clin d'œil, remet en selle ceux qui perdent l'équilibre, rajuste & fixe les sangles & les étriers, rétablit l'ordre partout ; ses poches sont un arsenal où il trouve de quoi pourvoir à tout. — Auguste est un des types les plus intéressants à observer ; c'est un produit remarquable de l'homme des montagnes frotté aux personnages divers qui paraissent, à chaque saison, dans la contrée. La casquette cirée du guide sur le quart de l'oreille, la moustache retroussée, le fouet en bandoulière, l'éperon au talon gauche, Auguste a dans ses allures quelque chose d'assuré & même d'un peu crâne, qui donne confiance; il manie son bidet avec une aisance & une adresse dignes d'envie; son babil est amusant & souvent instructif; c'est un *bon enfant,* qui vous traite bientôt en ami. Fiez-vous donc en toute assurance à Auguste.

Malgré tout l'attrait qu'offrent les promenades dont nous parlons, il faut se garder de pousser les choses jusqu'à la fatigue. Au retour l'appétit est vif, & la table d'hôte substantiellement pourvue exerce ses tentations auxquelles on ne doit céder qu'avec mesure; en général, aux eaux, on pèche un peu par excès de nourriture; c'est un tort, & c'est souvent un dommage pour la cure que des dérangements intestinaux forcent alors de suspendre.

Nous avons remarqué que la question du régime alimentaire était un peu trop abandonnée à l'appréciation ou à la volonté du malade; il importerait cependant que, sous l'influence d'une cure qui réveille activement les organes digestifs, le malade fût guidé, & qu'il fût mis en garde contre les écarts de régime ou l'ingestion de certains aliments.

Manger trop est un inconvénient inhérent à la table d'hôte; rien ne provoque plus à oublier la sobriété que la prolongation d'un repas en nombreuse compagnie.

La société qu'on trouve au Mont-Dore est d'un commerce très-agréable & d'une parfaite respectabilité; on n'y rencontre pas cette gent interlope si malheureusement répandue dans tant d'autres stations thermales où elle étale, avec le désordre de ses mœurs, les toilettes tapageuses que l'on sait; les toilettes que l'on porte au Mont-Dore sont généralement simples sans manquer d'élégance. Au Mont-Dore il n'est pas un hôte qui ne soit bien connu 24 heures après son arrivée; d'où il suit que les relations qui s'établissent, d'après les affinités de goût, sont plus sûres & deviennent plus intimes; — le salon de l'hôtel est un centre de réunion où la conversation, le whist, la musique, quelquefois un bal improvisé, sont autant de sujets de distraction.

L'établissement thermal a un Kursaal où l'on reçoit les journaux, & où chaque soir il y a théâtre ou concert. Il existe un cabinet de lecture convenablement pourvu.

Le temps, on le voit, est bien rempli; & comme les soins de la cure réclament un lever matinal, on se couche de bonne heure & l'on dort d'un bon sommeil.

Toutes les commodités de la vie se trouvent au Mont-Dore, qui, pour être situé au milieu des montagnes, n'est certes pas un pays perdu. Il existe un va-&-vient continu avec Clermont-Ferrand; cette dernière ville fournit amplement aux approvisionnements des choses qui ne se trouvent pas sur place. Les voitures faisant le service des voyageurs & celui de la poste arrivent & partent fréquemment; il y a, par jour, deux distributions de lettres & deux départs; le Mont-Dore est pourvu d'une station télégraphique.

Le café de la *Rotonde,* situé sur la place du Panthéon, est très-confortable : on y sert d'excellent café, des glaces, des sorbets; il est le rendez-vous habituel des joueurs de dominos. Autour de cette place sont installées des baraques occupées, pendant la saison, par des magasins où l'on trouve des objets de toilette & de fantaisie, des jouets d'enfants, des échantillons variés de bâtons ferrés aidant, comme les *Alpenstöcke* de la Suisse, à gravir les montagnes ; nous mentionnerons particulièrement les magasins de dentelles noires fabriquées en Auvergne, & qui le disputent en élégance de dessin comme en fini de travail, aux Chantilly, aux Grammont & autres.

C'est encore sur cette place que les bateleurs & les saltimbanques ressemblant à ceux que l'on trouve un peu partout, établissent leurs parades ; mais on y voit en outre des produits purement auvergnats se livrant aux exercices qui leur sont propres, particulièrement leurs danses nationales : la fameuse bourrée *montagnarde* avec accompagnement de chansons dans le patois *charabia* qui se perd de plus en plus ; c'est encore là que se font entendre les cornemusiers aux physionomies & aux gestes pleins d'originalité, enflant avec orgueil leur musette en peau de bouc ; ils savent tirer de cet instrument, un peu primitif, des sons plaintifs qui ont un certain charme, alors surtout qu'ils redisent les vieux airs du pays. On aime à trouver, au lieu d'origine, de vrais Auvergnats; Paris n'en offre plus que des échantillons frelatés ou dégénérés.

La population indigène est très-intéressante à étudier : malheureusement, malgré l'argent que la saison des Eaux apporte dans le pays & qui profite à une partie des habitants, il y a beaucoup à faire pour combattre là, plus peut-être encore qu'ailleurs, l'ignorance & la misère; nous citerons un exemple : A défaut de crèches & de salles d'asile au Mont-Dore, les enfants sont abandonnés à eux-mêmes pendant que les parents se rendent à leurs travaux; cet abandon a été la cause d'un affreux malheur pendant la saison dernière : un enfant de 3 ans, laissé à la garde de sa grand'mère octogénaire & aveugle, est tombé dans la Dordogne, véritable torrent côtoyant la place, & que l'administration locale a le tort de ne pas faire garnir d'un parapet protecteur; ce pauvre petit être, emporté par le courant, s'est noyé sous les yeux des promeneurs, impuissants à le sauver.

Cet accident déplorable a causé une vive & douloureuse impression : chacun disait qu'une crèche-asile eût prévenu cette catastrophe ; une quête fut aussitôt organisée dans les hôtels en vue de fonder cet établissement. M. Jourdan, l'éminent artiste dont le cœur égale le talent, se trouvant au Mont-Dore, donna dans le même but un concert, dont le produit très-fructueux fut joint à celui de la quête, & l'asile fut ainsi créé. Mais la charité ne peut, à elle seule, prévenir & détruire la misère avec ses conséquences : c'est dans ses racines que le mal doit être attaqué.

Indépendamment de mesures générales à prendre, on doit s'efforcer de fonder des institutions qui soient en rapport avec certaines conditions locales. Sans sortir du Mont-Dore, nous indiquerons quelques-uns des moyens propres à améliorer le bien-être moral & matériel de tous ; ils nous ont été suggérés par une observation attentive des lieux & de la population ; il n'est que juste de venir en aide aux habitants d'une contrée qui vous rend la santé.

Afin de se rendre exactement compte de ce qui pourrait être fait pour la prospérité future du pays, il est bon de constater son mode d'être actuel.

La population fixe du Mont-Dore est de 2,000 habitants environ. Ceux-ci se divisent en deux catégories.

Les uns sont occupés dans la campagne, les autres dans le village. L'argent laissé par les étrangers, pendant la saison des Eaux, profite particulièrement à ces derniers. Le paysan, proprement dit, cultive la petite étendue de terres arables qui produisent le seigle, le sarrasin, l'avoine, le lin, les pommes de terre, qui sont consommés dans la contrée ; l'assolement triennal est à peu près le seul suivi là ; parfois même on est contraint de laisser des jachères, en raison de la rareté des engrais.

Les prairies, celles de la vallée surtout qui sont très-riches, emploient un assez grand nombre de bras, d'abord pour l'entretien d'irrigations fort bien entendues, puis pour la fauchaison, se renouvelant deux & même trois fois, du milieu de juin au commencement d'août. Les femmes &

les enfants prennent part à ces travaux des champs.

Les pelouses qui recouvrent les flancs des montagnes ou les plateaux sont autant de pacages : le sommet en est livré aux moutons, les parties les plus fertiles sont réservées aux bestiaux, dont les uns, destinés à être engraissés, les autres à fournir du lait, occupent séparément les montagnes dites à *graisse* & les montagnes à *lait*.

Le pâtre qui soigne les bestiaux à l'engrais se nomme le *bâtier*. Les troupeaux de vaches exigeant des soins plus nombreux & plus variés sont confiés à un groupe dont le chef, le *vacher* ou *fromager*, a sous ses ordres un autre pâtre, l'*adjuvant*, puis un adolescent nommé *message*, & enfin un plus jeune garçon, le *vedelet*, chargé spécialement du soin des veaux.

Au milieu des pacages on voit quelques cabanes, véritables huttes, construites avec des branches d'arbre & du torchis, connues sous le nom de *burons :* ce sont les chalets du pays ; ces burons servent d'abris aux pâtres ; c'est là aussi que se fabriquent les fromages.

Le personnel employé auprès des troupeaux se rend dans ses cantonnements, au commencement de juin; il ne les quitte que vers le milieu d'octobre. Après la surveillance & les soins donnés aux bestiaux, une grande partie de la journée est inactive & improductive.

L'hiver venu, & il est généralement précoce, dur & long au Mont-Dore, la population agricole ou pastorale se trouve privée de tout travail.

Quant aux habitants qui restent dans le village pendant la saison des Eaux, ils sont occupés au service des hôtels & le plus grand nombre à celui de l'établissement thermal; quelques-uns font le métier de guides, de loueurs de chevaux ou de conducteurs de voitures.

L'établissement emploie des baigneurs, des doucheurs, des surveillants, des porteurs. Tous ces hommes sont sur pied depuis trois heures du matin, ils ont un travail très-fatigant, spécialement ceux qui, dans les chaises à porteur, vont chercher & reconduire jusque dans leur chambre les personnes qui prennent le bain.

Des femmes font le service des bains &
des douches pour les dames; c'est également à des femmes qu'est confié le blan-
chissage & ce qui concerne la lingerie.

Tous ces employés reçoivent un salaire
convenable de l'administration; ils méritent cependant, par leur obligeance & leur
activité, la gratification qu'il est d'usage &
de justice de leur donner à la fin de la
cure.

Quelque fructueuse que soit la récolte
faite pendant la saison des Eaux, celle-ci
est de trop courte durée, pour que le produit du travail des divers agents de l'établissement thermal suffise aux besoins de
l'année entière. Aussi les hommes employés
au service proprement dit des bains exercent en général, après la saison, la profession de menuisier ou celle de tailleur
de pierres. Quant aux porteurs, & ils sont
assez nombreux, hommes forts & robustes
des épaules, ils continuent en partie leur
métier, en le modifiant un peu dans la
forme & dans la dénomination; ils se font
colporteurs, ils émigrent, achètent dans
quelques villes de l'Auvergne ou du Li-
mousin des marchandises qu'ils portent

sur leur dos, de village en village; ils vont ainsi dans plusieurs directions, mais de préférence vers la Bretagne; là ils achètent de petits chevaux, les chargent de marchandises d'autres sortes, qu'ils vendent en revenant au pays, au commencement du printemps; ces chevaux achetés 100 francs environ en Bretagne, aussitôt arrivés au Mont-Dore sont lâchés dans la montagne où ils doivent trouver leur nourriture & où ils apprennent à se faire le pied à la nature & aux accidents du terrain. Ils deviennent les montures solides qui servent aux promenades dont nous avons parlé; ils rapportent ainsi un certain revenu à leurs propriétaires; puis à l'automne ceux-ci les conduisent à la foire de Clermont, où ils les vendent au prix de 200 ou 300 francs.

Les indications que nous venons de fournir renferment, à très-peu de chose près, tous les genres d'industrie qui existent actuellement au Mont-Dore en faveur de la population qui doit vivre de son travail.

Tout semble là enfermé dans une impasse, ou se mouvoir dans une sorte de cycle fatal qui, de temps immémorial, ramène chaque année le même ordre de choses. On cite bien quelques essais récents, mais ceux-ci n'ont été conçus & exécutés qu'à des points de vue tout individuels; les uns ont échoué, comme l'exploitation de l'*Alunière*, dont la roche avait été mise à nu par la cascade de la *Dore*, peu avant la jonction de ce ruisseau avec celui de la *Dogne* pour former la Dordogne. Les autres n'ont pas reçu les développements convenables, comme la *grande scierie* où l'on paraît se borner à débiter des planches ou des poutres. Les bois de sapin, qui forment sur les flancs & à mi-côte des montagnes une ceinture à peine interrompue, atteignant parfois jusqu'à 500 mètres de développement en hauteur, bien aménagés, bien exploités, seraient une richesse dont on paraît à peine se douter.

Les carrières inépuisables de roches variées reçoivent, elles aussi, de rares atteintes & ne sentent pas souvent jouer la mine.

Il est évident que, réduites à d'aussi minimes proportions, les ressources du pays doivent être insuffisantes pour subvenir aux besoins de la population pendant toute l'année; elles sont assurément incapables de la relever & de la faire sortir de l'ornière de la routine & de la misère. Aussi une partie de la population, devenue fatalement inactive pendant la longue durée de l'hiver, se voit contrainte d'émigrer, comme nous l'avons déjà indiqué.

Or rien n'est plus nuisible aux vrais intérêts de la famille que ces émigrations; elles se produisent d'ailleurs dans beaucoup de villes d'Eaux, & cette année même on s'occupait sérieusement, à Vichy, des moyens à employer pour remédier à cet inconvénient & pour créer aux gens du pays des occupations lucratives pendant l'hiver; nous ne pouvons qu'applaudir à cette préoccupation, elle devra conduire à la solution du problème, si l'on veut l'étudier avec soin.

La chose est loin de présenter les difficultés qu'on pourrait croire; il ne manque pas d'exemples à citer d'entreprises fondées avec succès, dans ce but, au milieu de populations restées en dehors du mouvement de la civilisation, entreprises qui ont mis en œuvre des bras inoccupés & fécondé des intelligences jusque-là incul-

tes, apportant ainsi le bien-être matériel
& moral.

Sans sortir du département du Puy-de-
Dôme, on a pu constater les résultats remarquables obtenus à *Volvic* à la suite de
la fondation d'une école de dessin & de
sculpture qui a servi de base à l'éducation
professionnelle d'une population ressemblant beaucoup à celle du Mont-Dore. De
même, c'est dans un village pauvre du
département de l'Eure, à *Saint-Aubin,* que
le docteur Auzoux a pris les paysans les
plus ignorants pour en faire les ouvriers-
artistes & presque savants qui exécutent
les magnifiques travaux de son *Anatomie
clastique* reproduisant aujourd'hui l'histoire
fidèle du règne animal & du règne vé-
gétal.

Qui ne connaît les charmants ouvrages
de bois sculpté sortis des mains des montagnards de la Suisse & ceux des habitants
de la Forêt-Noire, les rubans qui se fabriquent dans les montagnes du *Forez?* Tous
ces produits sont l'œuvre de paysans qui
ont été initiés par quelques esprits géné-
reux & pratiques.

Quant au Mont-Dore, il n'y a qu'à vouloir pour donner à tous, hommes, femmes & enfants, des travaux productifs.

La flore si riche & si variée permet de faire des herborisations dont le produit serait fort avantageux. Les plantes médicinales y sont très-abondantes; il suffirait de faire connaître aux gens du pays celles qui sont le plus employées, & de leur indiquer les parties de ces plantes, fleurs, fruits, feuilles ou racines dont la médecine fait usage, l'époque où elles doivent être récoltées, la manière de les faire sécher & de les conserver.

La végétation forme des groupes particuliers par association de plantes suivant les régions ; celles des prairies basses & des forêts basses seraient facilement récoltées par les femmes & les enfants, celles des prairies hautes, du sommet des forêts, des sources ou des marais des plateaux supérieurs, des escarpements, exerceraient l'activité & utiliseraient une partie du temps inoccupé des gardiens de troupeaux.

Indépendamment de l'emploi en médecine d'un grand nombre de plantes fournies par le pays & dont la récolte facile trouverait un débouché certain chez les pharmaciens & les herboristes, plusieurs produits végétaux sont de nature à être distillés, soit pour la parfumerie, soit pour les arts; ajoutons que les baies des nombreux arbustes sont propres à faire des conserves, des sirops, des liqueurs & même des boissons usuelles.

Enfin des collections bien ordonnées de toutes les plantes des prairies & de la montagne formeraient de très-intéressants *herbiers,* propres à favoriser l'étude de ces plantes & qui ne manqueraient pas de trouver des acheteurs parmi les personnes qui fréquentent le Mont-Dore pendant la saison.

Voilà donc déjà des éléments tout trouvés de travail & de ressources locales.

Mais il en existe une infinité d'autres qui se rapprochent de ceux-ci.

Les forêts de sapins sont garnies, à leur partie inférieure, d'une lisière d'arbustes dont la forme, les fleurs, les fruits sont très-élégants & tranchent avec les arbres verts qui les dominent : ce sont le houx, le sureau, le sorbier des oiseaux, le rosier des Alpes, l'aubépine, la viorne, le chèvrefeuille, le framboisier; au milieu de ces arbustes se détachent de loin en loin quelques hêtres, des saules & des bouleaux.

Toute cette végétation arborescente, située à proximité, offre, soit dans ses tiges, soit dans ses racines, un bois qui, par sa dureté, ses couleurs variées & d'autres qualités particulières, se prête admirablement à tous les travaux du tour, de l'ébénisterie, de la marqueterie. Les rameaux de plusieurs d'entre eux, ceux particulièrement de la viorne *Lontana*, sont d'une flexibilité que l'art du vannier pourrait mettre à profit pour fabriquer des paniers, des corbeilles, &c.

Pourquoi ne pas utiliser ces buissons en y faisant, avec mesure & en temps propice, des éclaircies? Les diverses sortes de bois qu'ils fourniraient, séchées à l'air ou au four, seraient ensuite préparées & travaillées pendant l'hiver, & permettraient de créer des industries spéciales, celles de tourneur, d'ébéniste, de sculpteur, comme il en existe dans des contrées aussi isolées que le Mont-Dore.

On remarquera que nous nous occupons spécialement ici d'indiquer des travaux accessibles à tous & propres à donner l'essor à des industries nouvelles pour le pays ; les femmes & les enfants devront participer à plusieurs d'entre elles.

Nous indiquerons, dans le même but, une chose bien simple & qu'on est vraiment étonné de ne pas voir encore exister au Mont-Dore : les collections échantillonnées des minéraux dont la contrée est semée. Il faudrait peu de temps pour apprendre à connaître ces minéraux qui sont sous la main ; la récolte brute se ferait, à temps perdu, pendant l'été, & les échantillonnements seraient réservés pour l'hiver; on apprendrait de la même manière à recueillir les coquilles fluviales & terrestres qui sont très-répandues à la surface du sol, & dont certaines variétés, recherchées par les naturalistes, ne se trouvent pas ailleurs; on a dit avec raison que l'Auvergne était un immense cabinet d'histoire naturelle ; le Mont-Dore semble concentrer tout ce qui se trouve épars dans les autres contrées de cette province.

Une bonne impulsion venant d'hommes éclairés, une direction intelligente & active commençant à l'école primaire & se continuant dans un enseignement professionnel, amèneraient une transformation rapide & heureuse dans le mode d'être & de faire d'une population abandonnée à elle-même & qui n'attend que l'initiation.

Tout ce que nous venons d'indiquer est d'une exécution facile & ne demande ni grands efforts ni grandes dépenses. Si maintenant l'on veut entrer résolûment dans une voie de régénération, si l'on veut sérieusement féconder les ressources du pays, on devra s'occuper de tirer parti en grand des forêts & des rochers. On est frappé de la nécessité de procéder autrement & mieux qu'on ne le fait à l'exploitation des riches forêts de sapins; il est triste de trouver, à chaque instant, de gros troncs ayant appartenu à de magnifiques arbres & qu'on a laissés mourir de vétusté, les uns jonchant le sol, les autres déparant la forêt par leurs cadavres blanchis & décapités.

Des coupes partielles, réglées avec méthode, donneraient des produits d'une grande valeur & occuperaient des bras pour l'exploitation d'abord, puis pour les travaux divers auxquels se prête le bois de sapin : menuiserie, charpente, ustensiles de ménage, sculpture, &c.

On ne sait, en vérité, quelle raison trouver à l'inertie, à la quasi-indifférence des propriétaires de ces précieuses forêts.

Il est indispensable, en outre, pour plusieurs motifs, d'introduire & de pratiquer, au Mont-Dore, les principes d'une sylviculture bien entendue, de faire des reboisements surveillés avec soin & sur une grande échelle; ces arbres sont, en effet, très-nécessaires d'une part pour couvrir les flancs des montagnes, retenir les terres lors des avalanches, pour former les couches d'humus qui préparent des cultures ultérieures; d'autre part, leur présence exerce une grande influence sur le régime des Eaux, sur l'atmosphère & particulièrement sur la qualité de l'air qui reçoit leurs émanations résineuses.

Tout se tient dans cette question, tout invite à l'aborder & à la traiter de façon à la faire résoudre au profit de la richesse commune, du travail & de la propriété.

A côté de l'exploitation des forêts se présente celle des roches. Combien il y aurait à dire sur ce sujet! Plusieurs des roches du Mont-Dore, particulièrement les trachytes dont le grain est fin & ferme, se prêtent parfaitement à la taille & à certains genres de sculpture, ainsi que le prouve l'établissement thermal, tout entier construit avec cette dernière roche; mais notre digression déjà trop longue ne nous permet pas d'entrer dans les détails que comporterait l'énumération des divers genres de travaux qui se rattachent à ce sujet.

Nous laissons également de côté tout ce qui est désirable & praticable en faveur de l'agriculture; nous ne parlons pas de tout le parti que l'industrie pourrait tirer des cours d'eau & des chutes.

Notre but a été surtout d'appeler l'attention sur le nombre considérable de ressources laissées inertes dans une contrée intéressante à tant de titres. Personne n'ignore le caractère industrieux des montagnards, leur amour du travail; il ne s'agit que de les diriger. Nous pensons, quant à nous, qu'au lieu d'attirer les Auvergnats à Paris ou dans les grandes villes, il serait mieux de leur enseigner & de leur donner les moyens d'exploiter les produits de leur propre pays.

L'esprit d'entreprise pourrait introduire au village du Mont-Dore plusieurs embellissements désirables, sans nuire en rien assurément aux beautés de la nature ; nous nous contenterons d'en indiquer quelques-uns. En voûtant le bras de la Dordogne qui longe la promenade, on rendrait les abords de celle-ci plus agréables & plus faciles ; l'établissement de parapets & de quais sur les deux rives du grand ruisseau permettrait la construction de villas & de chalets qui augmenteraient le nombre des logements souvent insuffisant. La place du Panthéon, beaucoup trop restreinte, pourrait très-facilement être continuée sous forme de jardin anglais, dans la direction de la vallée haute ; à l'extrémité opposée, vers l'emplacement du café de la Rotonde, un Casino serait parfaitement placé & pourrait recevoir tout le développement désirable. Nous conseillerions d'établir à son étage inférieur & dans tout le pourtour une large galerie à arcades, qui permettrait aux buveurs d'eau de circuler à couvert pendant les mauvais temps ; dans cette galerie seraient des magasins destinés à remplacer ceux qui existent dans les baraques. L'étage supérieur formerait le Kursaal proprement dit & serait avantageusement substitué à celui de l'établissement thermal ; celui-ci utiliserait avec fruit, pour le service des Eaux, les salles devenues disponibles.

Nous nous sommes peut-être laissé un peu entraîner dans notre entretien sur le Mont-Dore, mais nous pensons que les personnes qui nous liront & qui sont disposées à aller faire la cure ou simplement un voyage dans le pays pourront mettre à profit plusieurs de nos observations faites sur place.

Nous voulons cependant, avant de terminer, compléter nos conseils à l'égard de la cure, en recommandant à ceux qui l'auront faite de ne pas quitter le Mont-Dore, sans se soumettre à un nouveau & complet examen de la part du médecin & recevoir de lui les instructions sur les soins à prendre après la cure. Il pourra être nécessaire, dans plusieurs cas, de la compléter par un court séjour soit à quelque autre station thermale, soit aux bords de la mer.

Nous recommandons toutefois de ne pas

entreprendre, aussitôt après la cure, ainsi que cela se pratique trop souvent, de longs voyages dont la fatigue pourrait détruire le bénéfice du traitement.

Rentré chez soi, on devra suivre une hygiène bien entendue, éviter, autant que faire se peut, les causes qui avaient engendré la maladie, recourir de nouveau aux conseils du médecin ordinaire pour éteindre les derniers germes du mal; enfin il est utile encore de faire venir 20 ou 30 bouteilles de l'Eau du Mont-Dore (source de la Madeleine) & de les consommer aux repas, vers la fin d'octobre.

Il est très-rare que le malade ne ressente pas les bons effets immédiats & durables de la cure; mais comme les affections pour lesquelles on recourt à ces thermes ont, en général, des tendances à la récidive, il sera souvent nécessaire & toujours prudent de retourner au Mont-Dore ; ces Eaux, à l'encontre de plusieurs autres eaux minérales, sont de celles dont l'usage peut être renouvelé ou continué sans inconvénient ; il est presque inutile d'ailleurs d'insister auprès de ceux qui sont allés au Mont-Dore, pour les engager à y retourner ; nous avons vu quantité de personnes qui, depuis nombre d'années, en font le but d'une sorte de pèlerinage, autant par plaisir que par prudence ou nécessité.

A côté de notre étude sur le Mont-Dore nous donnerons quelques indications sur trois autres stations thermales voisines : *la Bourboule, Saint - Nectaire & Royat,* toutes trois fort intéressantes & offrant à la thérapeutique des ressources puissantes, bien que d'un ordre un peu différent.

La Bourboule est classée parmi les Eaux chlorurées sodiques : ses sources richement minéralisées contiennent, en effet, 3 grammes de chlorure de sodium sur 7 grammes de sels divers, parmi lesquels le bicarbonate de soude, chose importante à noter, est à la dose de 2 grammes. Mais l'élément auquel doit être accordé une très-sérieuse attention, celui qui imprime à ces eaux un caractère spécial, est l'*arsenic*.

D'après diverses analyses & suivant les sources particulières, la dose d'arséniate de soude serait de 7 à 14 milligrammes par litre d'eau.

« Les eaux minérales thermales de la
« Bourboule, a écrit dans un ouvrage
« récent le savant chimiste M. Lefort,
« sont, jusqu'à ce jour, les plus riches en
« principe arsenical de toutes les eaux
« minérales connues, à quelque classe
« qu'elles appartiennent. »

On s'explique mieux maintenant la grande & légitime réputation acquise aux Eaux de la Bourboule comme fébrifuges; c'est là, en effet, que venaient, de temps immémorial, trouver la guérison les gens de toutes les contrées voisines, porteurs de fièvres intermittentes les plus rebelles & les plus invétérées; l'une des sources a même reçu le nom qu'elle porte encore de *Source des fièvres*.

Les propriétés des Eaux de la Bourboule essentiellement reconstituantes s'appliquent à de nombreuses affections chroniques ou diathétiques ; leur efficacité est surtout remarquable contre les manifestations multiples de la scrofule ; elles conviennent essentiellement aux enfants débiles, chez lesquels on remarque une lenteur ou un arrêt de développement. Nous avons constaté là des cures aussi belles, aussi merveilleuses que celles que nous avions observées à Kreuznach : nous ne doutons pas que la Bourboule, mieux connue, ne soit un jour aussi recherchée que l'est la célèbre station d'Allemagne.

Le service des Eaux reçoit chaque année des améliorations nouvelles, sous l'habile direction du médecin-inspecteur, M. Peironnel. Les fouilles, les captages pratiqués récemment ont mis en possession d'une quantité d'eau capable de suffire à tous les modes d'administration : un établissement, où l'on a su introduire les procédés balnéaires les mieux entendus a été élevé non loin de l'ancien établissement, un peu trop primitif dans ses aménagements. On trouve aujourd'hui à la Bourboule tout le confort désirable.

Situé à 6 kilomètres du Mont-Dore, dans

la gracieuse vallée traversée par la Dordogne, le village où sont les Eaux est d'un aspect très-pittoresque; il est dans d'excellentes conditions de salubrité, ouvert à l'est & abrité des autres côtés par une chaîne de montagnes de granit. L'altitude est inférieure de 200 mètres à celle du Mont-Dore, ce qui contribue aussi à rendre la température plus douce & permet de recevoir plus tôt les malades & de continuer à faire des cures jusqu'à une époque plus avancée de l'année.

Bien que des témoignages irrécusables attestent l'usage très-ancien de ces Eaux (on a découvert, en 1820, une fosse de date romaine), leur notoriété s'était peu étendue au delà des localités voisines jusqu'à l'arrivée de l'inspecteur actuel, M. le docteur Peironnel; doué de toutes les qualités indispensables pour bien diriger une médication thermale, M. Peironnel s'est voué tout entier à la Bourboule; il a découvert aux Eaux qu'il dirige plusieurs propriétés & a su en tirer un grand parti. Nous citerons spécialement l'application qu'il en fait avec tant de succès contre les affections cutanées *suintantes* (dartres humides). M. Peironnel enfin donne à la Bourboule un essor dont le pays profite sans doute, mais dont la médecine & les malades recueilleront les fruits les plus précieux.

Saint-Nectaire, situé dans une autre direction sur la route d'Issoire, non loin du château de Murols, est à 20 kilomètres du Mont-Dore.

Les Eaux de Saint-Nectaire ont été rangées dans la classe des bicarbonatées mixtes ; le chlorure de sodium figure cependant là encore dans la proportion de près de 3 grammes sur 7 grammes environ de substances minérales par litre ; les bicarbonates alcalins sont en proportion un peu plus considérable, il est vrai; parmi eux, le bicarbonate de soude est à la dose de 2 grammes; on trouve en même temps une proportion assez notable de bicarbonate de chaux, de 60 à 70 centigrammes. L'arsenic joue encore, bien qu'il soit en quantité beaucoup moindre qu'à la Bourboule, un rôle qui ne devra pas être négligé.

La réputation de Saint-Nectaire s'est

faite surtout d'abord au profit des incrus-
tations qu'on obtient si facilement avec ses
Eaux, comme avec celles de Saint-Allyre,
près Clermont, & de Gimeaux. Ces *pétri-*
fications, comme on les appelait impropre-
ment, sont devenues une branche importante de commerce pour le pays ; on voit,
dans la plupart des maisons, où l'on fait
arriver des filets d'eau minérale, de petits
appareils dressés pour pratiquer ces in-
crustations.

La médecine doit envisager les eaux
minérales de Saint-Nectaire à un autre
point de vue. M. le docteur Dumas, chargé
de l'inspection, fait les plus louables efforts
pour donner à l'administration des Eaux
de Saint-Nectaire toutes les applications
dont elles sont susceptibles ; il nous a
initié, avec une extrême obligeance, aux
procédés qu'il met en œuvre, & nous
a fait part de très-intéressantes observations recueillies par lui chez les malades qui s'acheminent, en plus grand
nombre, chaque année, vers Saint-Nectaire.

Les affections catarrhales se rattachant
à la diathèse rhumatismale sont combat-

tues d'une manière générale avec grand avantage par les Eaux de Saint-Nectaire, administrées en bains, en douches, en boissons ; il en est de même pour la scrofule; mais c'est spécialement contre les ophthalmies de cette dernière nature que les effets des Eaux sont remarquables; les injections filiformes dirigées avec énergie sur le globe oculaire mis à nu ont fait disparaître des *pannus* ayant résisté à tous les autres traitements. Les malades sont, dans tous les cas, soumis en même temps au régime des eaux en bains & en boisson.

M. le docteur Dumas a introduit à Saint-Nectaire l'emploi de la pulvérisation, mais il la pratique à l'aide d'un instrument très-ingénieux construit sur ses indications propres ; il a installé avec beaucoup d'art & de soin des appareils pour recueillir & condenser l'acide carbonique qui se dégage des sources en abondance, & il administre cet agent soit en bains locaux, soit en injections contre des névralgies rebelles, des coryzas persistants, des pharyngites granuleuses, certaines affections de l'oreille ; mais plus spécialement encore contre les diverses & trop nombreuses affections utérines, causes ou effets de catarrhe local & des troubles fonctionnels ou organiques qui le compliquent. On connaît la réputation de la source d'*Ems* dite la *Source des Garçons*, la fameuse *Bubenquelle*. Il existe à *Saint-Nectaire-le-haut*, au grand établissement du *Mont-Cornadore*, une source particulière, qui forme une douche ascendante *naturelle*, très-riche en acide carbonique, tempérée, à jet intermittent, l'eau minérale alternant avec le gaz acide carbonique (toutes les 15 secondes). Les malades peuvent s'administrer l'injection sans le secours d'aucun appareil, & cela avec la plus grande facilité.

L'injection peut être prise dans le bain; on réunit ainsi à l'action tonique & résolutive du bain l'action cicatrisante & anesthésique du gaz acide carbonique. Les engorgements péri-utérins, les granulations ou ulcérations du col, certains éréthismes, toutes causes fréquentes de stérilité, sont avantageusement combattus par ce mode de traitement.

Ce que nous avons vu en visitant Saint-Nectaire, ce que nous avons appris de la bouche de M. le docteur Dumas, nous a convaincu que le zélé & savant inspecteur saura donner à ces Eaux toute l'importance qu'elles méritent.

Cette station thermale est formée par deux villages distants d'un kilomètre l'un de l'autre, *Saint-Nectaire-le-haut* & *Saint-Nectaire-le-bas*, entre lesquels les sources sont divisées ; elles appartiennent à plusieurs personnes ; il est désirable qu'au lieu de se faire une sorte de concurrence où les intérêts de la science & ceux de l'humanité ne sont pas le principal mobile, les propriétaires des divers établissements sachent s'entendre & s'unir pour favoriser la bonne & sage administration de thermes dont le développement & la réputation s'accroîtraient beaucoup plus sûrement.

Quant à *Royat*, cette station est située à deux kilomètres de Clermont-Ferrand, un peu au-dessus du charmant village de Chamalière ; elle est dans des conditions de salubrité les plus favorables, abritée des vents d'ouest & de nord-ouest par les montagnes de Chateix & de Gravenore, au ni-

veau des plaines de la Limagne & au pied
des Monts-Dômes.

Royat fait partie de ce groupe d'Eaux
minérales dont les montagnes d'Auvergne
sont si richement dotées, & qui, jointes
aux autres Eaux du centre de la France,
ne laissent rien à envier aux nombreuses
& importantes stations de l'Allemagne ; en
les étudiant comparativement, on arrive-
rait facilement à trouver, de part & d'autre, des Eaux similaires, & les Eaux de
Royat seraient tout naturellement placées
sur la même ligne que celles d'Ems. Leur
composition, en effet, & leurs propriétés
offrent une grande analogie.

Près des sources de Royat & sur la rive
gauche de la célèbre fontaine est la source
du *Bain de César;* on a découvert là d'anciennes constructions de même nature &
de même date que celles retrouvées aux
sources propres de Royat; elles témoignent,
les unes & les autres, que ces Eaux avaient,
elles aussi, été utilisées par les Ro-
mains, qui ont expérimenté la valeur des
Arvernes devant *Gergovia*, non loin de
Royat.

Ces sources abandonnées &, pour ainsi

dire, ignorées pendant des siècles ont été retrouvées, il y a vingt-cinq ans à peine, & d'une manière toute fortuite ; des travaux dirigés avec beaucoup d'art & de persévérance ont fondé à Royat une station thermale dont la réputation s'accroît chaque jour; elle le doit à plusieurs causes, parmi lesquelles figure certainement la facilité de l'accès de ces thermes & leur proximité de Clermont, puis les soins qui ont été apportés dans la construction & l'aménagement de l'établissement.

On trouve là au complet tous les modes d'administration de l'Eau minérale : bains, boissons, piscines, salles d'inhalation, pulvérisation, douches sous toutes les formes; on a en outre institué, dans les dépendances mêmes de l'établissement, le traitement de l'hydrothérapie avec l'eau simple & froide de la *Tirtaine*.

La composition chimique des Eaux de Royat les a fait classer parmi les Eaux bicarbonatées mixtes; leur thermalité, 34 à 35 degrés, permet de les administrer en bains, sans les soumettre ni à l'une ni à l'autre de ces deux opérations toujours scabreuses pour les Eaux minérales, le refroidissement ou la caléfaction; à cette qualité précieuse elles en joignent une autre qui ne l'est pas moins, l'abondance de leur débit. La source seule de Royat fournit plus de mille litres par minute; aussi ce débit permet-il d'alimenter largement les nombreux appareils de l'établissement, & à ce point que, pendant toute la durée du bain, l'eau thermale est sans cesse renouvelée par un courant continu.

Quant aux applications thérapeutiques, on a peut-être voulu trop les généraliser; nous déclarons franchement qu'on s'est trompé surtout en prétendant que Royat pouvait remplacer le Mont-Dore; c'est déjà très-bien, pour ces Eaux, de convenir dans les cas d'atonie, d'anémie & aussi contre certains états névropathiques.

Nous ne prétendons pas sans doute limiter là l'action des Eaux de Royat, que nous tenons en véritable estime; seulement nous craindrions que l'exagération ou l'entraînement ne nuisissent à des Eaux utiles; il ne faut pas oublier que leur administration régulière & méthodique remonte uniquement à la fondation de l'établissement, qui a quinze ans seulement de date.

Savoir attendre, savoir observer, ne pas conclure & affirmer prématurément, sont, en thérapeutique hydro-minérale, des préceptes qu'on ne saurait oublier sans danger.

PARIS. — J. CLAYE, IMPRIMEUR, RUE SAINT-BENOIT, 7. [720]